Tekuh Achu Kingsley
Adiogo Dieudonne
Yinyang Jacques

Exposição e gestão: o guia emergente do centro de controlo de venenos

Tekuh Achu Kingsley
Adiogo Dieudonne
Yinyang Jacques

Exposição e gestão: o guia emergente do centro de controlo de venenos

ScienciaScripts

Imprint

Cover image: www.ingimage.com

This book is a translation from the original published under ISBN 978-620-2-30985-1.

Publisher:
Sciencia Scripts
is a trademark of
Dodo Books Indian Ocean Ltd. and OmniScriptum S.R.L publishing group

120 High Road, East Finchley, London, N2 9ED, United Kingdom
Str. Armeneasca 28/1, office 1, Chisinau MD-2012, Republic of Moldova, Europe
Printed at: see last page
ISBN: 978-620-8-32506-0

ÍNDICE

INTRODUÇÃO

Reconhecer o problema do envenenamento e a necessidade de instalações especializadas para lidar com ele continua a ser um fardo para a saúde pública em muitos países. Além disso, a acessibilidade de profissionais de saúde com conhecimentos sobre a questão do envenenamento e da gestão de venenos é outra grande preocupação para permitir a criação e o funcionamento de instalações especializadas na gestão de venenos, como um centro de controlo de venenos (PCC)[1][2] . Os desafios enfrentados pelos profissionais de saúde no início dos anos 50, no que diz respeito à exposição a produtos químicos após a 2nd guerra mundial, deram origem à criação de um centro de gestão de intoxicações e exposição a produtos químicos com uma grande variedade de domínios, incluindo: pediatria, cuidados intensivos, medicina legal, saúde ocupacional, farmácia e farmacologia. A instituição deste tipo de centro começou na América do Norte e na Europa pe[5][6] , desde então foram criados numerosos centros deste tipo, principalmente nos países industrializados. Os centros de controlo de envenenamentos existentes ainda têm algumas caraterísticas das primeiras unidades de gestão de envenenamentos, pelo que existe uma heterogeneidade considerável na sua estrutura e organização[12] . Foi até ao início dos anos 80 que as necessidades e a importância de um centro de controlo de venenos foram avaliadas num estudo global realizado durante o período 19841986, que indicou que, embora a maioria dos países desenvolvidos tivesse instalações bem estabelecidas para o controlo e a gestão de venenos, tal raramente acontecia nos países em desenvolvimento[3][4] . Além disso, nos países industrializados, pode haver várias instituições que fornecem diferentes tipos de informação sobre produtos químicos tóxicos. Deve ser lembrado, no entanto, que cada ministério ou agência em um país desenvolvido pode ter seus próprios serviços de informação para suas necessidades especializadas, mas que em um país em desenvolvimento, o centro de controle de veneno - onde ele existe - pode ser a única fonte de informação sobre produtos químicos tóxicos disponível 24 horas por dia[3] . Por conseguinte, os centros de controlo de venenos dos países em desenvolvimento podem ter de prestar um serviço de informação toxicológica muito mais alargado do que os seus homólogos de alguns países desenvolvidos[4] . Os centros de controlo de intoxicações podem funcionar eficazmente com vários tipos de estrutura organizacional, a maioria dos quais depende da administração de um hospital e está, em certa medida, ligada a uma universidade ou ao serviço de saúde pública do país a nível nacional ou regional. A associação estreita com as unidades que tratam as vítimas de envenenamento e com os laboratórios de análises é essencial para o funcionamento da maioria dos centros de controlo de envenenamentos, embora a forma como isto é organizado dependa das legislações locais .[33]

No caso dos Camarões, este estudo será o primeiro do género a avaliar a necessidade de um centro de controlo de venenos, uma vez que nunca foi feito nenhum estudo nos Camarões para avaliar a necessidade desse centro.

Justificação

A ausência de dados fiáveis sobre o envenenamento e o impacto dos conhecimentos dos profissionais de saúde no que diz respeito à gestão do envenenamento nos Camarões é o principal motivo que levou à realização deste trabalho de investigação e à forma como esta informação pode ser utilizada para benefício da saúde pública nos Camarões. Os resultados obtidos com este trabalho de investigação serão, portanto, utilizados para examinar a necessidade de criar um centro de controlo de intoxicações nos Camarões, avaliando os conhecimentos e a perceção dos profissionais de saúde sobre intoxicações e centros de controlo de intoxicações no que diz respeito à gestão das vítimas de intoxicações. Se for demonstrado que o conhecimento e a prática da gestão de venenos são limitados, então seria necessário melhorar a forma como os serviços de gestão de venenos são tratados nos hospitais, proporcionando mais palestras educativas sobre venenos através da criação de um centro de controlo de venenos para educar e ajudar os profissionais de saúde na sua rotina diária de gestão de venenos. Se, no final do estudo, os conhecimentos dos profissionais de saúde forem bons no que diz respeito ao envenenamento e aos centros de controlo de venenos na gestão do envenenamento, não haverá necessidade de mais educação sobre o envenenamento e poderá ser reconsiderada a criação do centro de controlo de venenos, uma vez que a maioria dos profissionais de saúde ao nível do hospital tem um bom conhecimento e compreensão do que é o envenenamento e sabe como gerir melhor os casos de envenenamento.

> No que diz respeito aos conhecimentos e à perceção dos profissionais de saúde sobre a gestão de venenos, qual é a necessidade de um centro de controlo de venenos nos Camarões?

> Se for necessário criar um centro de controlo de venenos nos Camarões, este serviria como uma ferramenta de ajuda para os seus cidadãos e, especificamente, para os profissionais de saúde na gestão adequada dos venenos?

Objetivo geral

Avaliar os conhecimentos e a perceção dos profissionais de saúde relativamente à gestão de venenos, de modo a avaliar a necessidade de criar um centro de controlo de venenos nos Camarões.

Objectivos específicos

1- Avaliar o conhecimento e a perceção dos profissionais de saúde sobre intoxicações e centros de controlo de intoxicações no que diz respeito à gestão de intoxicações, com base numa análise de ficheiros de 2 anos de casos de intoxicações.
2- Avaliar os conhecimentos dos profissionais de saúde sobre as intoxicações e a disponibilidade do centro de controlo de intoxicações na gestão das intoxicações
3- Descrever as caraterísticas tóxico-demográficas da população envenenada.
4- Determinar a prevalência das intoxicações no hospital de Laquintinie e no hospital distrital de Bonassama em Douala de 2014 a 2015.

CAPÍTULO 1

1.1 Revisão geral sobre venenos e centros de controlo de venenos

A evolução no campo da toxicologia clínica foi paralela à evolução dos centros de controlo de venenos (CCV). Segundo a OMS, um centro de controlo de intoxicações é uma unidade especializada que presta aconselhamento e assistência na prevenção, diagnóstico e tratamento de intoxicações[4] . Esta unidade médica fornece aconselhamento e assistência imediata, gratuita e especializada por telefone em caso de exposição a substâncias venenosas ou perigosas[5][7] . Por outro lado, também oferece aos profissionais de saúde diretrizes sobre a gestão adequada dos envenenamentos, ao mesmo tempo que fornece procedimentos de gestão de tratamento imediato, se necessário. A expansão maciça da disponibilidade e da utilização de produtos químicos, incluindo produtos farmacêuticos, durante as últimas décadas levou a uma maior consciencialização por parte da profissão médica, em resultado do aumento dos riscos para a saúde humana e para a vida aquática colocados pela exposição a esses produtos químicos[3] . Além disso, cada país tem uma variedade de toxinas naturais a que a sua população pode estar exposta, o que exige que as autoridades consultem os serviços de urgência e acidentes dos hospitais locais para confirmarem os riscos de toxinas ou tóxicos comuns no seu país ou comunidade .[4]

Atualmente, dezenas de milhares de produtos químicos produzidos pelo homem são de uso corrente em todo o mundo e, todos os anos, surgem no mercado cerca de um a dois mil novos produtos químicos, especialmente nos países industrializados, como os EUA, a China, etc. Existe uma situação semelhante nos países em desenvolvimento em rápida industrialização, como a Nigéria, a África do Sul, a Costa do Marfim e os Camarões, só para citar alguns. Pode haver pelo menos um milhão de produtos comerciais que são misturas de produtos químicos e a formulação de até um terço deles pode mudar todos os anos[3][4] . Verifica-se também uma utilização crescente de produtos agroquímicos, como pesticidas e fertilizantes, sobretudo em pequenas indústrias rurais, bem como de produtos farmacêuticos e nanopartículas, o que aumenta o risco toxicológico .[4]

Todos os indivíduos correm o risco de exposição a substâncias químicas tóxicas, geralmente em doses minúsculas; subtóxicas, por horas ou por dia; tóxicas agudas ou por anos; tóxicas crónicas, através da contaminação ambiental e alimentar. A utilização da nanotecnologia na medicina moderna é uma fonte de exposição tóxica cada vez mais complexa. Outras preocupações criadas pelo homem são também fonte de exposição complexa a substâncias tóxicas, como é o caso da exploração de centros nucleares no Japão, que estão a aumentar no mundo atual. Isto está a sujeitar muitas pessoas a uma exposição maciça ou mesmo fatal.

A nível mundial, a incidência de envenenamento não é conhecida. Pode especular-se que cerca de meio milhão de pessoas morrem todos os anos devido a vários tipos de envenenamento, incluindo o envenenamento por toxinas naturais[3] . A OMS (Organização Mundial de Saúde) estima, de forma conservadora, que a incidência de envenenamento por pesticidas, que é elevada nos países em desenvolvimento, duplicou nos últimos 10 anos. No entanto, o número de casos que ocorrem todos os anos em todo o mundo e a gravidade dos casos notificados são razões conhecidas para a realização de mais estudos toxicológicos a nível de cada país[3][4] . Em 1982, a OMS estimou que, embora os países em desenvolvimento representassem apenas 15% da utilização mundial de pesticidas, mais de 50% dos casos de envenenamento por pesticidas ocorriam nesses países e deviam-se principalmente à utilização incorrecta destes produtos químicos. A frequência mundial de incidentes graves envolvendo produtos químicos, ou seja, incidentes que podem causar várias mortes, tem vindo a aumentar nas últimas duas décadas. Existe uma preocupação crescente com as possíveis consequências para a saúde da exposição crónica a substâncias tóxicas que ocorrem naturalmente e a produtos químicos e resíduos produzidos pelo homem. Além disso, os envenenamentos de animais domésticos são motivo de preocupação em certos países, devido ao seu impacto económico na criação de animais .[3][16]

Os principais riscos tóxicos existentes em qualquer país podem ser prontamente identificados através de inquéritos efectuados em enfermarias de acidentes e urgências hospitalares, departamentos forenses e hospitais rurais em zonas agrícolas. A incidência crescente de envenenamento por exposições acidentais a produtos químicos e os exemplos recentes de envenenamento agudo nas populações locais em resultado de acidentes industriais e de transporte envolvendo produtos químicos realçaram a importância de os países disporem de programas especiais de controlo de envenenamentos e, em particular, de instalações de diagnóstico, tratamento e prevenção de envenenamentos. Embora os riscos de envenenamento por produtos químicos ainda não sejam universalmente reconhecidos, alguns países já criaram programas de controlo de envenenamento que fornecem a estrutura para a prevenção e gestão do envenenamento[3] . Estes novos programas emergentes são elementos importantes da segurança química. A estrutura desses programas varia de acordo com as circunstâncias locais, mas todos eles precisam de uma direção e coordenação claras para garantir a utilização eficiente dos recursos, cuidados adequados aos doentes e medidas preventivas eficazes[3][4] . Há uma grande variedade de pontos de partida para qualquer país que deseje iniciar um programa de controlo de venenos, sendo essencial identificar as capacidades e instalações existentes sobre as quais um programa pode ser construído[3][10] . Os principais elementos de tais programas são: Identificação dos riscos tóxicos existentes localmente (a fim de estabelecer medidas preventivas) para permitir o diagnóstico de envenenamento e o início de um tratamento adequado; diretrizes para o doente envenenado .[3]

Um centro de controlo de venenos funciona como um centro de socorro de emergência quando se trata de exposição voluntária a venenos ou de exposição voluntária intencional a qualquer substância que possa ser venenosa ou perigosa para a vida humana[29][33] . Este alívio é normalmente conseguido através de peritos profissionalizados que fornecem informações adequadas sobre o que fazer e o que não fazer à vítima de envenenamento ou ao profissional de saúde envolvido na complexidade da gestão do envenenamento[5][40][45] . Os serviços prestados por um PCC baseiam-se numa rica base de dados sobre envenenamentos recuperados durante um longo período de tempo, tais como: reacções a medicamentos, reacções alérgicas e também uma recolha sistemática e contínua de dados da biblioteca[10] . Estes centros estão disponíveis 24 horas por dia, pelo que o Centro presta um serviço com benefícios consideráveis para a saúde, reduzindo a morbilidade e a mortalidade por envenenamento e proporcionando poupanças financeiras significativas à comunidade[31][32] . Os serviços de saúde pública prestados pelos centros de controlo de envenenamentos estão bem documentados[28] . Estes serviços incluem informações diretas aos doentes, com recomendações sobre assistência terapêutica imediata, opções de informação crítica sobre diagnóstico e tratamento para os profissionais de saúde confrontados com a complexidade da gestão de envenenamentos, educação para os profissionais de saúde e actividades de prevenção de envenenamentos através da educação pública[5][9][11][13] . De acordo com o relatório anual 30th da Associação Americana de Centros de Controlo de Intoxicações/Sistema Nacional de Dados sobre Intoxicações (AAPCC/NPDS), mais de 72% dos casos de exposição a intoxicações são geridos simplesmente por telefone. Estes dados são apenas uma das poucas reflexões sobre a importância de um PCC no sistema de saúde pública de qualquer Estado ou nação[7] . Hoje em dia, os centros de controlo de intoxicações prestam excelentes serviços de cuidados de saúde e permitem poupar; isto foi demonstrado por um trabalho realizado pelo Lewis Group em 2013, que mostra que cada dólar investido no sistema de centros de intoxicações poupa 13,39 dólares (6500 fcfa) em termos de custos de cuidados de saúde e produtividade .[5][7][26]

1.2 Revisão da literatura relacionada

A procura crescente de um centro de controlo de venenos para facilitar a gestão da exposição a venenos e a outros produtos químicos perigosos levou John Wiley a realizar, em 1998, um estudo retrospetivo para avaliar a necessidade de um centro de controlo de venenos no Zimbabué. O método utilizado pela equipa foi verificar o padrão dos casos de envenenamento admitidos em oito grandes hospitais urbanos de referência no Zimbabué durante um período de dois anos (1998-1999 inclusive). A investigação concluiu que, de todos os casos admitidos no hospital, 80% dos casos não precisavam necessariamente de ir ao hospital, o que mostra que a existência de um centro de controlo de envenenamentos através da sua atividade poderia ajudar muito a reduzir as idas ao serviço de urgência[62] . Um trabalho semelhante foi realizado na Malásia, ainda na linha de reflexão sobre o impacto e a importância de um CCI na administração dos cuidados de saúde, e revelou que, na Malásia, em 2001, todos os hospitais públicos em kaular, dos 21 714 casos admitidos, 72% não precisavam necessariamente de visitar o hospital para acompanhamento.

1.3 Tipos de envenenamento

Intoxicação: É o efeito nocivo (ver figura I) que ocorre quando uma substância tóxica (exposição/

dose) é ingerida, inalada ou entra em contacto com a pele, os olhos ou as membranas mucosas, tais como as da boca ou do nariz (via) durante um determinado período de tempo, resultando em toxicidade ou dano[1]. Considerando que um veneno ou um tóxico é qualquer substância que causa um efeito nocivo quando administrada a um organismo vivo. Quase todas as substâncias são nocivas numa determinada dose e, ao mesmo tempo, são inofensivas numa dose muito baixa [20]. Isto pode ser resumido figurativamente da seguinte forma;

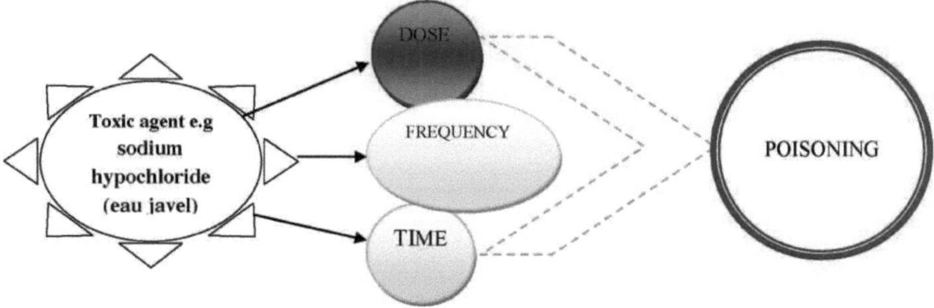

Figura 1: uma via simplificada de envenenamento

De um modo geral, existem duas formas de substâncias tóxicas: Toxina e Tóxico

1.3.1 Intoxicação acidental ou involuntária

É a ingestão involuntária de qualquer agente tóxico. É mais comum entre as crianças pequenas, que são curiosas e ingerem objectos indiscriminadamente, apesar dos sabores e odores nocivos; normalmente, está envolvida apenas uma única substância. O envenenamento acidental pode ocorrer em idosos devido a confusão, visão deficiente, deficiência mental ou prescrições múltiplas do mesmo medicamento por diferentes médicos.

1.3.2 Envenenamento deliberado ou voluntário

Trata-se de auto-envenenamento para fins suicidas ou de auto-destruição ou de envenenamento por alguém que pretende matar ou incapacitar a vítima (por exemplo, para a violar ou roubar) utilizando drogas como a escopolamina, as benzodiazepinas, o γ-hidroxibutirato para incapacitar ou uma intenção sedativa vigorosa ou propriedades de amnistia ou ambas para atingir objectivos egoístas ou egocêntricos. Esta forma de envenenamento é muito comum entre adolescentes e adultos, e as causas mais comuns incluem: tentativa de suicídio.

1.4 Classificação das substâncias tóxicas

As substâncias tóxicas podem ser classificadas de acordo com vários critérios, com base nas seguintes Propriedades:

PROPERTY	EXAMPLES
Chemically	Heavy metals (Lead, Mercury, Cadnium etc) or polycyclic aromatic hydrocarbons, some of which may cause cancer
Physical form	Dusts, vapours or fumes, or lipid-soluble liquids from commercial or industrial purpose
Source	plant toxins (myotoxins), combustion by-products, or hazardous wastes produced by the petrochemical industry/ hospital or other industrial firms
Use	Insecticides, herbicides or pesticides, pharmaceuticals, or solvents
Target organs or tissue	Neurotoxins that harm nerve tissue or cytotoxin that harm cells.
Biochemical effects	Binding to and inhibiting enzymes or converting oxygen-carrying haemoglobin in blood to useless methaemoglobin or to produce antagonistic or agonistic effects.
Effects on organisms	Carcinogenicity or inhibition of the immune system

Quadro 1. Classificação das substâncias tóxicas por propriedades copiadas do WISER criado pela NLM

1.5 História dos centros de controlo de venenos

Após a Segunda Guerra Mundial, registou-se uma proliferação de novos medicamentos e produtos químicos no mercado e, consequentemente, o suicídio e as intoxicações infantis provocadas por estes agentes aumentaram drasticamente. Por esta altura, cerca de metade de todos os acidentes com crianças eram casos de envenenamento, com um número substancial de vítimas mortais[1][10] . Estes factores levaram a comunidade médica a desenvolver uma resposta ao envenenamento, tanto não intencional como intencional. Na Europa, no final da década de 1940, foram criadas enfermarias especiais de toxicologia, tendo sido criadas as primeiras enfermarias em Copenhaga e Budapeste, e os Países Baixos deram início a um serviço de informação sobre venenos[5] . Entretanto, um estudo realizado pela Academia Americana de Pediatria, concluído em 1952, indicava que mais de metade dos acidentes infantis envolviam envenenamento não intencional nos Estados Unidos[14] . Possivelmente em resposta a este estudo, o Dr. Edward Press criou o primeiro centro de controlo de venenos nos Estados Unidos, em Chicago[12] . Estes centros tornaram-se recursos valiosos para fornecer informações sobre os ingredientes dos produtos e recomendações para o tratamento de doentes envenenados. Este foi o ponto de partida para a proliferação de centros de controlo de intoxicações nos EUA[10] . Em 1958, foi fundada a Associação Americana de Centros de Controlo de Intoxicações (AAPCC) para promover a cooperação entre centros de intoxicações de diferentes cidades e normalizar o funcionamento destes centros. Uma parte adicional das actividades da AAPCC era a prevenção de venenos e programas de educação para médicos e para o público em geral. Em 1968, a Academia Americana de Toxicologistas Clínicos (AACT) foi criada por um grupo de médicos. O principal objetivo da AACT era aplicar os princípios da toxicologia ao tratamento dos doentes e melhorar o padrão de cuidados a nível nacional[5][12] . Nas décadas de 1960 e 1970, registou-se uma rápida proliferação de centros antivenenos e, em 1978, existiam 661 centros nos EUA. Esta tendência inverteu-se durante as décadas de 1980 e 1990, com o encerramento ou a fusão de vários centros. Em 2000, existiam 51 centros certificados nos EUA, mas atualmente há 55 centros a funcionar nos EUA .[5][12] Na Europa, desenvolveu-se um movimento semelhante, mas, ao contrário do movimento americano, a maioria eram centros de tratamento toxicológico centralizados com centros de informação sobre venenos integrados. Os franceses desenvolveram uma unidade de internamento para o tratamento de doentes envenenados no final da década de 1950. Em Inglaterra, o National Poison Information Service foi desenvolvido no Guy's Hospital pelo Dr. Roy Goulding[1] . Por volta da mesma altura, o Dr. Henry Mathew criou um centro de tratamento de intoxicações em Edimburgo e, em 1964, foi criada a Associação Europeia de Centros de Controlo de Intoxicações em Tours, França. Os centros da Australásia também foram criados na década de 1960. O centro da Nova Zelândia foi criado em Dunedin em dezembro de 1964, enquanto na Austrália, o Centro de Informação sobre Venenos de Nova Gales do Sul foi criado em 1966[1][12] . No resto do mundo, a maioria dos países tem um centro de controlo de venenos com pessoal semelhante ao dos centros americanos. Está disponível um diretório mundial de centros antivenenos no sítio Web da Organização Mundial de Saúde sobre o pessoal e a gestão dos centros antivenenos[4] . O envenenamento de seres humanos e animais pode ter consequências económicas importantes, o que levou à criação de centros especiais de controlo de venenos veterinários em alguns países, incluindo a Austrália, a França e os EUA[5] . Na maioria dos países, porém, muitos centros de controlo de venenos podem lidar com problemas toxicológicos que afectam tanto os animais como os seres humanos.

Convém recordar que o envenenamento é tão antigo como a história da humanidade, desde a toxina natural (toxinologia, uma ciência que trata do veneno natural) até ao complexo desenvolvimento do veneno produzido pelo homem, conhecido como tóxico (toxicologia, a ciência do veneno)[1][2][17] . Fazendo uma retrospetiva das ciências do veneno, uma figura importante na história da ciência e da medicina no final da Idade Média foi o homem do Renascimento Philippus Aureolus Theophrastus Bombastus von Hohenheim-Paracelsus (1493-1541) [1][20]. Ele e a sua época foram fulcrais, situando-se entre a filosofia e a magia da antiguidade clássica e a filosofia e a ciência que nos são legadas por figuras dos séculos XVII e XVIII. É evidente que se podem identificar no ponto de vista e na amplitude de interesse de Paracelso numerosas semelhanças com a disciplina que atualmente se designa por toxicologia[1] . Paracelso formulou muitos pontos de vista revolucionários que continuam a ser parte integrante da estrutura da toxicologia, farmacologia e terapêutica actuais[20] . Uma citação famosa sua é: "todas as substâncias são venenos, não há nenhuma que não seja um veneno. A dose certa diferencia um veneno de um remédio (a dose faz o veneno)"[1] .

Por outro lado, Orfila, um médico espanhol da corte francesa, foi o primeiro toxicologista a utilizar sistematicamente material de autópsia e análise química como prova legal de envenenamento[20] . A introdução deste tipo de análise pormenorizada continua a ser a base da toxicologia forense. Orfila publicou a sua primeira grande obra dedicada expressamente à toxicidade dos agentes naturais em 1815; é considerado o pai da toxicologia moderna.

De um modo geral, analisando o nosso mundo atual, é de notar que este está inundado de substâncias tóxicas que exigem antídotos ou outras medidas preventivas. A história dos antídotos remonta à antiguidade, durante a *Odisseia* de Homero e o período dos shastras de aproximadamente 600 a.C. A primeira utilização documentada de um antídoto específico pode ser encontrada na *Odisseia,* onde é sugerido a Ulisses que tome moli para se proteger do envenenamento[22][76] . A utilização de carvão vegetal, atualmente um pilar no tratamento de muitos envenenamentos humanos, pode ser datada desde o início da civilização grega e romana, quando o carvão de madeira era utilizado para o tratamento de doenças como o carbúnculo e a epilepsia[1] . As propriedades antidrogas do carvão vegetal foram demonstradas no século XIX pelos franceses, com demonstrações dramáticas de uma redução da letalidade quando o carvão vegetal era ingerido com doses potencialmente letais de trióxido de arsénio por Bertrand e de estricnina por Touery[1][76] . Um dos primeiros estudos em seres humanos a examinar a eficácia do carvão vegetal em caso de envenenamento foi efectuado em 1948 pelo médico americano Rand .[1]

1.6 Uma breve descrição de um centro de controlo de venenos

Não podemos falar de um centro de controlo de intoxicações sem primeiro definir o que é; Um centro de controlo de intoxicações (CCV), tal como definido pela OMS, é uma unidade especializada que presta aconselhamento e assistência na prevenção, diagnóstico e gestão de intoxicações[4] . A estrutura e a função dos centros de controlo de intoxicações variam em todo o mundo, mas todos têm em comum um laboratório de toxicologia e uma unidade de tratamento clínico.

1.6.1 Funções de um centro de controlo de venenos ou de um centro de informação

Um centro de controlo de venenos responde a perguntas sobre a exposição a agentes químicos, tais como produtos farmacêuticos, toxinas naturais, pesticidas e produtos químicos industriais. É uma unidade que avalia se uma determinada exposição é perigosa e fornece informações sobre a necessidade de tratamento ou o tipo de tratamento que deve ser efectuado. O principal objetivo de um centro de controlo de intoxicações sempre foi promover uma gestão das intoxicações baseada em provas e com uma boa relação custo-eficácia, evitando planos de tratamento desnecessários ou ineficazes. Os serviços de um PCC não se destinam apenas ao público em geral, mas também fornecem informações aos profissionais de saúde, aos serviços de emergência, aos organismos governamentais, como nos casos de preparação e resposta a incidentes químicos, aos organismos reguladores e aos serviços educativos sobre questões de importância toxicológica.

1.6.2 Papel dos centros de controlo de venenos na saúde pública

Os PCC são repositórios centralizados únicos de dados sobre a exposição humana a produtos químicos, incluindo informações sobre os agentes envolvidos, as circunstâncias que deram origem à exposição e os efeitos da exposição na saúde. Estes dados constituem um banco rico para ajudar a reduzir a incidência ou prevalência de envenenamento através da identificação de riscos toxicológicos de emergência num processo conhecido como vigilância tóxica; isto contribuirá muito para estimular medidas preventivas por parte dos fabricantes e das entidades reguladoras, avaliando simultaneamente a eficácia de tais medidas. Além disso, os dados recolhidos por um PCC podem ser úteis à comunidade educativa para melhorar o conhecimento sobre os efeitos da exposição a produtos químicos na saúde humana. A natureza centralizada dos PCC é uma sentinela da libertação de produtos químicos e pode fornecer um alerta precoce de surtos de doenças causadas por produtos químicos. Os PCC são um contributo essencial nos países que os possuem para a implementação da vigilância sanitária internacional, preparação e resposta a eventos de saúde pública envolvendo agentes químicos.

No entanto, um PCC trabalha estritamente com base na tecnologia da informação, ou seja, por telefone ou pela Internet, funcionando 24/24H e 7/7. Um diálogo típico de um PCC começa normalmente com uma breve recolha da história da pessoa que telefona, para ajudar no tratamento eficaz de um doente intoxicado (toxicose). Estas informações essenciais e úteis incluem :[5][10]

- Identificar o que foi levado, quando, quanto e por que caminho.
- Presença de doenças ou alergias pré-existentes.
- Se o doente está atualmente a utilizar medicamentos ou substâncias de qualquer tipo.
- Se a paciente está grávida ou não.

De notar que esta informação histórica pode ser obtida junto da família, amigos, agentes da autoridade e pessoal médico ou quaisquer observadores que tenham testemunhado a exposição. Após o diálogo, o PCC tem como regra principal agir rapidamente sobre o que fazer, fornecendo regras básicas de operação no tratamento da Toxicose que geralmente envolvem os seguintes conceitos: Assegurar a desobstrução das vias aéreas para que a respiração e a circulação sejam adequadas, remover o material não absorvido, limitar qualquer absorção adicional de tóxico (veneno), acelerar a eliminação do tóxico (diurético, emético, etc.), reduzir a exposição adicional ao tóxico é crucial e pode incluir a remoção do paciente de um ambiente tóxico e a aplicação de procedimentos de descontaminação para reduzir a absorção de compostos tóxicos .[5][16]

As principais técnicas de descontaminação incluem geralmente;

- **Descontaminação externa/da pele (não é necessária qualquer competência)**: Esta ação implica a remoção completa da roupa e a lavagem suave da vítima com grandes quantidades de água morna. Os sabões suaves são muitas vezes úteis e podem aumentar a eficácia da remoção da substância agressora .[48]
- **Descontaminação interna (é necessária competência profissional)**: O momento ideal para intervir de modo a impedir a absorção contínua de um veneno oral é o mais cedo possível após a ingestão .[48][74]

1.6 Estratégias clínicas para tratar uma vítima de envenenamento

Os passos gerais que se seguem representam componentes importantes do encontro clínico inicial com um doente ou vítima de envenenamento :[1]

- Estabilização do paciente
- Avaliação clínica (historial, exame físico, laboratório, radiologia)
- Prevenção da absorção de mais toxinas
- Melhoria da eliminação de toxinas
- Administração de antídoto
- Cuidados de apoio e acompanhamento clínico

Convém recordar que é necessária uma abordagem metódica e faseada do tratamento do doente envenenado para otimizar os cuidados .[16]

1.6.1 Estabilização clínica do doente

Isto envolve uma avaliação dos sinais vitais e a eficácia da respiração e da circulação são as preocupações iniciais. O grau de estabilização clínica necessário para um doente envenenado é geralmente muito variável.

1.6.2 Avaliação clínica

1.6.2.1 Registo do historial

A obtenção de uma história clínica em doentes envenenados é fundamental para determinar, se possível, a substância ingerida ou a substância a que o doente foi exposto, bem como para determinar o tempo de exposição. Infelizmente, a complexidade da recolha da história clínica, especialmente no caso de auto-envenenamento intencional, leva a que os doentes não forneçam qualquer história clínica ou forneçam informações incorrectas, aumentando assim a possibilidade de se prejudicarem a si próprios. Por estas razões, as fontes auxiliares da história clínica devem ser frequentemente selecionadas, de modo a determinar de forma completa as substâncias a que o doente esteve exposto. As fontes de informação habitualmente utilizadas neste contexto incluem os familiares, os técnicos de emergência médica que se encontravam no local, um farmacêutico que pode, por vezes, fornecer uma lista das receitas recentemente aviadas, ou um empregador que pode revelar quais os produtos químicos disponíveis no ambiente de trabalho, que constituem o primeiro passo da triagem clínica.

1.6.2.2 exame físico

É necessário um exame exaustivo para avaliar o estado do doente, de modo a classificar os parâmetros do exame físico do doente em grandes classes designadas por *síndromes tóxicas;* estas também foram designadas por *toxidromes* por Mofenson e Greene em 1970[74] ver anexo 1. Uma toxidrome compreende uma constelação de sinais e sintomas clínicos que, no seu conjunto, estão provavelmente associados à exposição a determinadas classes de agentes toxicológicos. As mais importantes são as síndromes narcótica, colinérgica, simpaticomimética e anticolinérgica. Estas síndromes são especialmente úteis nalguns casos, em que o agente tóxico responsável pelo envenenamento não é conhecido durante a fase extremamente importante do início do tratamento. A categorização da apresentação do doente em síndromes tóxicas permite o início de um tratamento racional .[25][74]

1.6.2.3 Exame laboratorial

Infelizmente, a possibilidade de efetuar um teste laboratorial rápido após a exposição a qualquer substância química ou (por exemplo, no prazo de 1 hora) a qualquer agente tóxico é muito limitada devido à falta de um repertório de ensaios específicos para substâncias tóxicas disponíveis nos laboratórios clínicos. O nomograma pode ser útil para prever a gravidade de um envenenamento, especialmente quando a substância ingerida é conhecida. Um nomograma comum para determinar o resultado clínico é o do salicilato (ASPIRINA®), que foi estabelecido por Done em 1960, ver figura 2. E, mais tarde, estabelecido por Rumark-Matthew em 1975 para prever a evolução clínica da intoxicação por acetaminofeno (PANADOL™), que também serve de guia para iniciar uma terapia anti-dotal de acetaminofeno com N-acetilcisteína (NAC), ver figura 3;

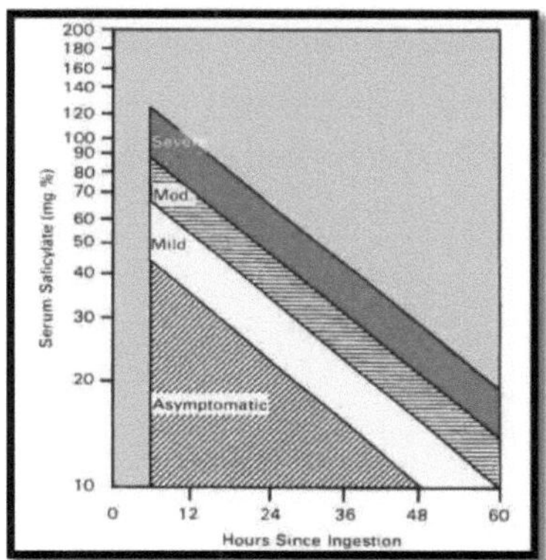

Figura 2: Nomograma de intoxicação por salicilatos. Casarett and Doulls toxicology McGraw-Hill-2001.

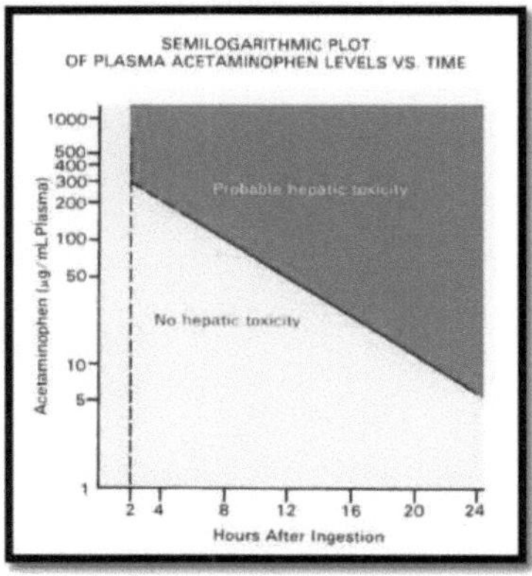

Figura 3: Nomograma de Rumack-Mathew para a intoxicação por acetaminofeno. Casarett and Doulls toxicology McGraw-Hill-2001.

Outro teste laboratorial de diagnóstico de veneno de disponibilidade rápida (ou seja, no prazo de 1 hora) para o doente envenenado é a utilização dos valores do anion gap e do osmol gap, dois dados laboratoriais clínicos facilmente disponíveis que podem ser utilizados para determinar o tipo de exposição ao veneno. Um anion gap ou osmol gap anormal sugere um diagnóstico diferencial para uma exposição significativa .[1][17]

> **Anion Gap (AG)**

Os valores do Anion Gap são utilizados para determinar a presença de qualquer acidose metabólica, que são frequentemente elevados em vítimas de envenenamento como resultado de uma substância que destabiliza o valor do sódio no plasma sanguíneo, aumentando assim o nível de acidose[1] . O exemplo de diagnóstico diferencial de acidose metabólica com anion gap elevado pode ser simplificado utilizando o acrónimo: "DUMPIST ALE". Ao calcular a diferença entre a concentração sérica de iões Na e a soma das concentrações séricas de iões Cl e HCO3 com base no valor normal de <12, o valor do anion gap pode ser obtido da seguinte forma

Anion gap = [Na meq/L - (Cl meq/L + HCO3 meq/L)]

Acrónimo: "DUMPIST ALE".

D-Cetoacidose diabética

U-Uraemia

M-Metanol

P-Paraldeído

Ferro, isoniazida

S-Salicilato

T-Tolueno

A-Álcool (cetoacidose etanólica)

Ácido L-lático

E-Etilenoglicol

> **Diferença de osmol**

O diferencial de osmol é calculado como a diferença numérica entre a osmolaridade sérica medida e a osmolaridade sérica calculada a partir das medições químicas clínicas das concentrações séricas de ião sódio, glicose e azoto ureico no sangue (BUN)[1] . Uma concentração plasmática desequilibrada que não é explicada pelas concentrações de Na, glicose ou BUN no plasma de doentes com veneno sugere a presença de uma substância osmoticamente ativa no plasma. Estas resultam normalmente numa elevação do valor do diferencial de osmol. (Valor normal do diferencial de osmol = <10 mOsm). Exemplos de substâncias que podem utilizar o osmol gap para o diagnóstico diferencial incluem (acrónimo "MIs EE");

M- Metanol

Is- Isopropanol

E- Etanol

E- Etilenoglicol

1.6.2.4 Exame radiográfico

A utilização de radiografias clínicas para visualizar a sobredosagem de medicamentos ou a ingestão de venenos é relativamente limitada. Geralmente, as radiografias simples podem detetar uma quantidade significativa de medicação oral ingerida se forem efectuadas tão cedo quanto a exposição[1] . O grande avanço na imagiologia, com a disponibilidade da tomografia computorizada (TC) para a radiografia da cabeça, do tórax e do abdómen, é significativamente importante na toxicologia clínica, uma vez que a técnica de TC pode ser utilizada para estabelecer o diagnóstico clínico. Por exemplo, a TC pode detetar a ingestão recente de tinta com chumbo em crianças ou a TC do cérebro mostra significativamente indícios de exposição ao monóxido de carbono (CO). Embora não sejam clinicamente utilizados para fins de diagnóstico nas fases agudas de um envenenamento por CO, estes achados de TC do cérebro têm sido úteis para estimar o prognóstico clínico de um doente que sobrevive à fase inicial de tal envenenamento .[20]

1.6.3 Prevenção da absorção de mais veneno

As quatro principais técnicas atualmente disponíveis para a prevenção de uma maior absorção são: lavagem gástrica, irrigação do intestino inteiro, administração oral de carvão ativado e indução de emese com xarope de ipecacuanha,

1.6.3.1 Lavagem gástrica: É utilizada se o doente tiver ingerido um agente tóxico potencialmente fatal. Recomenda-se a sua utilização algumas horas após a ingestão e envolve a utilização de uma sonda nasogástrica ou orogástrica para lavar o trato gastrointestinal. É introduzido um tubo de grande diâmetro no estômago e o conteúdo é removido através da administração e aspiração sequenciais de pequenas quantidades de água morna ou soro fisiológico. N.B.: é de notar que esta técnica é contra-indicada em casos de ingestão de agentes corrosivos (ou seja, ácidos, bases; hipoclorito de sódio "eau javel") e hidrocarbonetos (ou seja, combustíveis, óleos essenciais), etc.

1.6.3.2 Irrigação do intestino inteiro: Envolve a infusão por sonda nasogástrica ou orogástrica de uma solução de lavagem constituída por um eletrólito isosmótico que é o etilenoglicol (atualmente recomenda-se a solução electrolítica de polietilenoglicol). Este procedimento é indicado após a ingestão de metais (por exemplo, ferro, lítio), medicamentos de libertação controlada (termos para descrever formulações que não libertam o composto ativo imediatamente após a ingestão oral), ingestão de uma grande quantidade de um medicamento anticolinérgico, por exemplo, antidepressivos tricíclicos como a amitriptilina (LAROXYL®), carbamazepina (TEGRETOL®), etc., e após a ingestão de um grande número de comprimidos. É administrada uma solução electrolítica de polietilenoglicol de hora a hora por via oral (P.O.) ou através de uma sonda nasogástrica. Podem ser necessários antieméticos para controlar os vómitos. Este procedimento é continuado até que o efluente rectal esteja limpo (aproximadamente 3 a 6 horas). O objetivo é irrigar completamente o trato gastrointestinal para evitar ou diminuir a absorção de tóxicos. A utilização de um composto isosmótico, como o polietilenoglicol, resulta numa perda mínima de electrólitos e em alterações dos fluidos.

1.6.3.3 Carvão vegetal ativado (CARBOSYLANE® , EUCARBON®):. Este é considerado o agente mais útil para a prevenção da absorção de tóxicos. A administração repetida de carvão ativado em doses múltiplas (MAC) pode prejudicar a circulação entero-entérica e entero-hepática dos fármacos, ligando-se a fármacos que sofrem uma reciclagem entero-hepática ou entero-entérica significativa, incluindo a carbamazepina, a digoxina, a fenobarbitona, a teofilina e o verapamil. A quantidade prescrita de 25 g de carvão ativado é administrada de 4 em 4 horas por via oral ou por sonda nasogástrica para obter o seu efeito antidotal.

1.6.3.4 Emese e catarse: A emese não é recomendada como medida de tratamento para os pacientes intoxicados. O perigo de aspiração do conteúdo gástrico é grande (levando a asfixia ou pneumonia por aspiração). Também é preocupante a lesão dos tecidos esofágicos e afins por ingestão de substâncias corrosivas. O sorbitol é um catártico comummente utilizado. Frequentemente utilizado em formulações de carvão vegetal, o sorbitol como catártico aumenta a motilidade intestinal para melhorar a excreção dos complexos veneno-carvão vegetal. Não é recomendado em envenenamentos por compostos que causam diarreia profusa (por exemplo, organofosforados, carbamatos e arsénico). A utilização de um catártico por si só não tem qualquer valor no tratamento do doente envenenado. A sua utilização é até controversa como tratamento em combinação com carvão ativado[1][20] . O seu uso está contraindicado em doentes hipotensos, quando existe desidratação ou desequilíbrio eletrolítico, quando foram ingeridas substâncias corrosivas e em casos de trauma abdominal ou cirurgia, perfuração ou obstrução intestinal.

1.6.4 Terapia antídoto

Um número relativamente pequeno de antídotos específicos está disponível para uso clínico no tratamento de envenenamento. Este facto deve-se em parte à escassez de esforços no desenvolvimento de antídotos como medicamentos e às dificuldades práticas na realização de ensaios clínicos em doentes com overdose, uma componente importante de um pedido de aprovação de um medicamento. Tendo em conta esta componente complexa da aprovação de medicamentos, a Food and Drug Administration (FDA) dos EUA criou incentivos para patrocinar o desenvolvimento de medicamentos para doenças ou afecções raras através da Lei dos Medicamentos Órfãos. Em dezembro de 1997, esta lei dos medicamentos órfãos levou à aprovação do fomepazol (4-metilpirazol), um inibidor químico da álcool desidrogenase, como antídoto para o envenenamento por etilenoglicol. A maioria dos antídotos actua por quelação, como a desferoxamina (envenenamento por ferro), por antagonismo, como a naloxona (sobredosagem de opiáceos), e por reação química com o sistema biológico, como o nitrato de sódio (envenenamento por cianeto), que reage para formar meta-hemoglobina, que serve como local de ligação alternativo para o cianeto, tornando-o menos tóxico para o organismo.

1.6.5 Melhoria da eliminação de venenos

A possibilidade de melhorar a eliminação de venenos ou fármacos específicos depois de estes terem sido absorvidos pela circulação sistémica é um instrumento essencial para a gestão clínica de venenos. Os principais métodos utilizados para a desintoxicação da circulação sistémica após a exposição são: alcalinização da urina, hemodiálise, hemoperfusão, hemofiltração e troca de plasma ou transfusão de troca.

1.6.5.1 Alcalinização da urina: Envolve a utilização de agentes alcalinizantes urinários, como o bicarbonato de sódio "BICARBONATO® ", que aumenta a depuração renal de ácidos fracos. O princípio básico é referido como aprisionamento iónico, ou seja, o aumento do pH do filtrado urinário para um nível suficiente para ionizar o ácido fraco e impedir a reabsorção da molécula pelos túbulos renais. Devido aos efeitos adversos significativos associados à acidificação da urina, como a insuficiência renal aguda e os distúrbios ácido-base/eletrólitos. A acidificação da urina já não é recomendada como intervenção terapêutica no tratamento do envenenamento.

1.6.5.2 Hemodiálise: Esta técnica baseia-se na permeabilidade do tamanho das partículas. Funciona através da incorporação de uma bomba de sangue para fazer passar o sangue junto a uma membrana de diálise, que permite que os agentes permeáveis à membrana passem através dela e atinjam o equilíbrio. O processo de desintoxicação consiste em fazer passar um agente tóxico através de uma membrana de diálise semipermeável, de modo a que este possa equilibrar-se com o dialisado e ser subsequentemente removido.

1.6.5.3 Hemoperfusão: É semelhante à hemodiálise, exceto pelo facto de não haver membrana de diálise ou dialisado envolvidos no procedimento. O sangue do doente é bombeado através de um cartucho de perfusão, onde está em contacto direto com material adsorvente (geralmente carvão ativado ou resina Amberlite) que tem um revestimento de material como a celulose ou um gel contendo heparina para evitar que o material adsorvente seja transportado de volta para a circulação do doente. Este método pode ser utilizado com êxito com compostos solúveis em lípidos e com compostos de peso molecular mais elevado do que na hemodiálise. A ligação às proteínas não interfere significativamente na remoção por hemoperfusão. Devido ao contacto mais direto do sangue do doente com o material adsorvente, os riscos médicos deste procedimento incluem trombocitopenia, hipocalcemia e leucopoenia. Esta técnica é utilizada principalmente para o tratamento de overdose grave de teofilina e, possivelmente, de exposição a *Amanita*, bem como de envenenamento por paraquat (herbicida) e meprobamato (carbamatos sedativos/ hipnóticos).

1.6.5.4 Hemofiltração: Trata-se de uma técnica relativamente nova na aplicação da toxicologia clínica. Há muito menos experiência com a sua utilização para melhorar a eliminação de toxinas, como é o caso da hemodiálise. Neste caso, o sangue do doente é administrado através de tubos de fibra oca e um ultrafiltrado de plasma é removido por pressão hidrostática do lado do sangue da membrana. Estão disponíveis diferentes tamanhos de poros de membrana, pelo que o tamanho das moléculas filtradas pode ser controlado durante o procedimento. A pressão de perfusão para a técnica é gerada pela pressão sanguínea do doente (no caso da hemofiltração arteriovenosa) ou por uma bomba de sangue (no caso da hemofiltração venovenosa). O líquido e os electrólitos necessários removidos no ultrafiltrado são substituídos por via intravenosa por soluções estéreis.

1.6.5.5 Troca de plasma (pheresis) ou transfusão de troca: Envolve a substituição de plasma ou de sangue total. Na troca de plasma, o plasma/albumina de um dador congelado é administrado por via intravenosa a uma vítima de envenenamento após a remoção do plasma da vítima. No caso da transfusão de troca, o sangue do doente é substituído por sangue de um dador. Os riscos e complicações desta técnica incluem reacções do tipo alérgico, complicações infecciosas e hipotensão. A utilização desta técnica no tratamento de envenenamentos limita-se principalmente à sobredosagem inadvertida de medicamentos num recém-nascido ou num bebé prematuro no contexto de uma unidade de cuidados intensivos neonatais.

1.7 CONHECIMENTO E PERCEPÇÃO DOS CUIDADOS DE SAÚDE PROFISSIONAL EM GESTÃO DE VENENOS

O conhecimento sobre o envenenamento pode referir-se a uma compreensão teórica ou prática do que é o envenenamento, enquanto a perceção do tema do envenenamento e da toxicologia continua a ser uma questão complexa para muitos. Em geral, a questão do envenenamento está sempre relacionada com uma tendência para "morrer" ou "matar". Entretanto, para muitos profissionais de saúde em África e especialmente nos Camarões, a ciência do envenenamento ainda é algo com que muitos não estão familiarizados, apesar do facto de a própria ciência da toxicologia ser tão antiga como a história da humanidade. Não existe nenhum estudo que avalie o conhecimento e a perceção dos profissionais de saúde sobre a necessidade de criar um PCC nos Camarões. No entanto, foi realizado um estudo relacionado no Quénia para avaliar o processo de triagem de doentes envenenados que chegaram ao departamento de acidentes e urgências do hospital nacional Kenyatta com base nos conhecimentos dos profissionais de saúde. No seu estudo, os profissionais de saúde incorporam a recolha de informações sobre o estado fisiológico atual do doente, juntamente com uma história do episódio atual e de quaisquer episódios anteriores de exposição a venenos. De acordo com o seu trabalho, os profissionais de saúde têm uma responsabilidade individual e colectiva de refletir sobre o seu próprio desempenho com base nos seus conhecimentos ou competências, bem como de avaliar quaisquer défices nos pontos fortes e fracos no que diz respeito ao envenenamento e à gestão de venenos[65] . A partir das suas conclusões, revelaram que os profissionais de saúde devem estar conscientes das suas atitudes e do seu profissionalismo no desempenho do seu papel terapêutico.

Ao avaliar os conhecimentos gerais dos profissionais de saúde sobre envenenamento, a pontuação média dos conhecimentos gerais dos participantes foi classificada de acordo com as suas qualificações profissionais e formações, especialmente em cursos relacionados com cuidados de emergência. De todos os profissionais de saúde, verificou-se que aqueles com qualificações profissionais mais elevadas tinham uma pontuação média mais elevada em comparação com os que tinham qualificações profissionais mais baixas (Certificado) no que diz respeito aos conhecimentos sobre a gestão de venenos. Além disso, os profissionais que fizeram cursos ou acções de formação relacionados com cuidados de emergência, como BLS (basic life support skills), ACLS (advance cardiovascular life support), ATLS (advance trauma life support), obtiveram uma pontuação média mais elevada do que os que não fizeram o mesmo. Do mesmo modo, os profissionais de saúde com 5 a 9 anos de experiência obtiveram uma pontuação média mais elevada do que os que tinham menos ou mais de 10 anos de experiência. O resultado do estudo foi consistente com o facto de, após a implementação de um pacote de ensino sobre envenenamento, os conhecimentos gerais dos profissionais de saúde terem melhorado no que diz respeito à gestão do envenenamento[21] , o que demonstra que é necessário melhorar os conhecimentos dos profissionais de saúde sobre a gestão do envenenamento. No entanto, não foi encontrado nenhum estudo que relacionasse a necessidade de um PCC com base nos conhecimentos e na perceção dos profissionais de saúde, apesar de o PCC ser uma ferramenta essencial para melhorar as ciências da toxicologia, especialmente no que diz respeito à gestão de venenos. Além disso, é uma ferramenta fundamental que pode ser utilizada por qualquer nação para aceder a informações fundamentadas sobre o envenenamento e também para reduzir os seus encargos financeiros para a saúde pública .[8]

CAPÍTULO 2

2.0 MATERIAIS E MÉTODOS

2.1 Materiais

Este estudo foi possível graças à utilização dos seguintes materiais que ajudaram na recolha de dados: folhas A4, bata de laboratório, luvas, computador com software de análise logística de dados 'excel 2010

2.2 Método

2.2.1 AMOSTRAGEM

2.2.1.1 Local de estudo:

A região a escolher e o nome do hospital a participar no estudo foram obtidos por uma amostragem aleatória simples utilizando o método de votação; todas as 10 regiões dos Camarões foram listadas em pequenos pedaços de papel e uma pessoa neutra foi selecionada aleatoriamente para lançar o boletim de voto. Quando a região de estudo foi conhecida, uma lista de todos os hospitais públicos de categoria 1 e categoria 02 na região escolhida foi listada e uma votação foi efectuada e o resultado da votação revelou, o hospital Laquintinie de Douala. Quanto ao hospital distrital, o hospital distrital de Bonassama foi selecionado segundo o mesmo procedimento. Nos dois hospitais públicos selecionados, a unidade de interesse para a investigação foi o serviço de urgência e o serviço de urgência pediátrica (urgência pediátrica), uma vez que estas unidades constituem a principal porta de entrada quando se trata de urgências de adultos e crianças, respetivamente.

2.2.1.2 Conceção do estudo

Neste estudo, foi utilizado um desenho transversal para avaliar o conhecimento dos profissionais de saúde sobre envenenamento e centros de controlo de venenos no que diz respeito à gestão de venenos no hospital Laquintinie e no Hospital Distrital de Bonassama de Douala, com base num registo de dois anos revisto de vítimas de envenenamento que visitaram o hospital selecionado em 2014 e 2015. As vantagens deste tipo de desenho é que é fácil de realizar e uma forma mais rápida de recolha de dados num tempo definido, que no nosso caso foi de dezembro de 2015 a maio de 2016, um período de estudo de 6 meses.

2.2.1.3 População do estudo

> **Tamanho da população:**

A população do estudo incluiu todos os profissionais de saúde que estavam a trabalhar na UE e na UP dos hospitais selecionados durante o período de estudo de 06 meses. Foi aplicado um questionário a todos os profissionais de saúde envolvidos na receção e admissão de doentes, tais como especialistas, médicos, enfermeiros seniores e outro tipo de enfermeiros, de modo a aceder aos seus conhecimentos e perceção sobre a gestão de venenos. Foi utilizada uma análise de registos de 2 anos para avaliar os seus conhecimentos. Com base nisto, o estudo teve a seguinte população de estudo

> **Grupo I (profissionais de saúde):** Incluiu todos os profissionais de saúde que trabalham na UE e nas UP da DHL e da BDH de Douala; tais como médicos especialistas, médicos de clínica geral, enfermeiros, tais como enfermeiros de registo estatal, auxiliares de enfermagem, enfermeiros de registo estatal sénior e todo o restante pessoal que presta serviços clínicos de saúde.

> **Grupo II (vítimas de envenenamento):** Incluiu todas as vítimas de envenenamento registadas que visitaram a unidade de emergência e as unidades pediátricas nos últimos dois anos 2014-2015 antes do início do estudo no LHD e no BDH de Douala. As vítimas de envenenamento consideradas para o estudo tinham idades compreendidas entre 1 mês e 20 anos ou mais, foi com base nas informações deste grupo que o grupo I (HCP) foi avaliado.

2.3 Critérios de seleção

2.3.1 CRITÉRIOS DE INCLUSÃO

- Todos os casos admitidos de envenenamento, ou seja, casos involuntários ou involuntários no hospital em 2014 e 2015.
- Todos os doentes ou vítimas que deram entrada no hospital devido a exposição a riscos profissionais, como explosão, asfixia e irritação, etc., durante o período de estudo.
- Todos os profissionais de saúde que exerceram a sua atividade no serviço de pediatria e urgência do hospital de Laquintinie e de Bonassama durante o período do estudo.

2.3.2 CRITÉRIOS DE EXCLUSÃO

- Todos os profissionais de saúde que trabalham na UE e na PU e que não puderam dar o seu consentimento.
- Todas as crianças e adultos admitidos em 2014 e 2015 por outros motivos que não intoxicação.
- Doentes envenenados admitidos no hospital em estado de coma ou inconscientes sem qualquer prova de exposição ao veneno.
- Novos profissionais de saúde colocados no hospital um mês antes do início do estudo e durante o período do estudo.
- Profissionais de saúde em trânsito (por exemplo, investigadores em seminários ou workshops) no hospital.

2.4 Dimensão da amostra

A dimensão da amostra para este estudo transversal foi bem definida, uma vez que considera todos os PCS da UE e das UP da DHL e da DDB que deram o seu consentimento para participar no estudo. Uma vez dado o seu consentimento, foram fornecidos questionários em inglês ou francês aos PCS ao nível da unidade pediátrica e da unidade de emergência para serem preenchidos. Por outro lado, para avaliar o conhecimento e a perceção dos HCP'S, foram revistos os registos dos processos de casos de intoxicação de 2 anos, de 2014 a 2015, na unidade de emergência; todos os casos de intoxicação $\geq$ 20 anos ou mais. E na unidade pediátrica; ou seja, todos os casos de intoxicação de 1 mês de idade a 19 anos de idade no LHD e no BDH em Douala.

2.5 Enquadramento da área de estudo

O estudo foi efectuado nos Camarões e foi realizado numa região (Douala), num hospital de categoria 01 ou

02 (3rd ou 4th hospital de referência), o hospital Laquintinie de Douala, e num hospital distrital de categoria 04 (1st hospital de referência), o hospital distrital de Bonassama. Nos dois hospitais selecionados para o estudo, a unidade de urgência (UE) e a unidade pediátrica (UP) foram os locais onde o trabalho foi realizado, uma vez que a UE e a UP são as principais portas de entrada no hospital para todos os pacientes que chegam (incluindo as vítimas de envenenamento)

2.5.1 Antecedentes da zona de estudo

Os Camarões são um país da África Central, geralmente conhecido como "África em miniatura", com mais de 200 grupos linguísticos diferentes, sendo o francês e o inglês as línguas oficiais. De acordo com a estimativa do Banco Mundial de 2013, os Camarões têm uma população de mais de 22.534.532 habitantes e uma superfície total de 475.442 km^2 . Os Camarões têm um clima tipicamente equatorial com uma estação das chuvas (abril-outubro) e uma estação seca (novembro-março). Douala é a capital da região litoral; é a capital comercial e económica dos Camarões, com uma superfície total de 210 km^2 e uma população de mais de 2 446 945 habitantes, o que a torna a cidade mais movimentada dos Camarões.

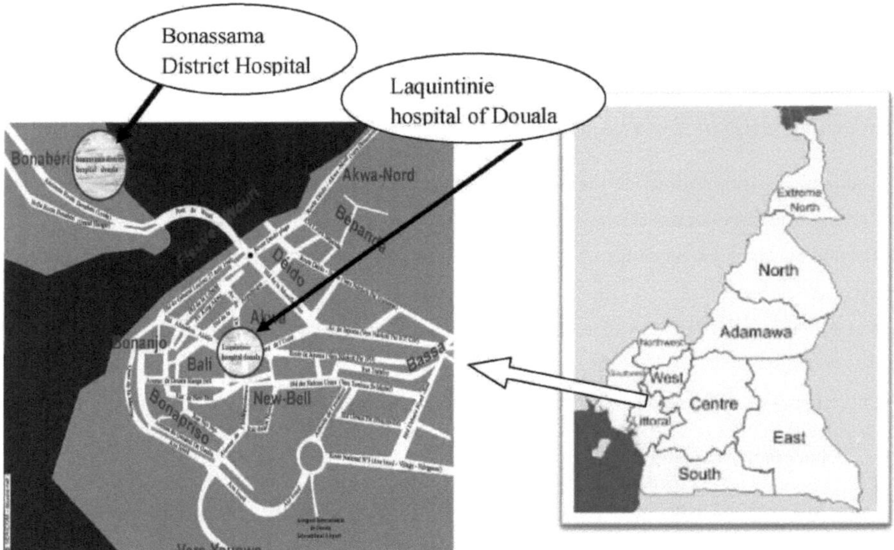

Fonte: SERICOM-Douala.net

Figura 4: Mapa que mostra os locais geográficos de estudo; Douala-Camarões.

2.5.1.1 O hospital Laquintinie de Douala

O hospital Laquintinie de Douala (LHD) é uma instituição de saúde pública de referência de categoria 2 / 3rd , que presta serviços de cuidados de saúde curativos, preventivos, promocionais e de reabilitação. Foi criado em 1920 em Bonamoundourou Deido com o nome de Hospital Indígena de Douala; mais tarde foi deslocado para Bonadibong e depois para Bonamekengue em Akwa. Em 1941, o hospital recebeu o nome de Hospital

Laquintinie de Douala em memória do Dr. Jean Augusta Laquintinie, um cirurgião gendarme das forças militares francesas que morreu a 5 de[th] de março de 1941. Atualmente, no seu local de implantação, tem uma superfície de 09 hectares e é composto por 52 edifícios e mais de 700 funcionários de várias categorias, desde professores, médicos especializados, enfermeiros e técnicos de saúde, etc., que trabalham lado a lado para prestar serviços de saúde satisfatórios a um fluxo médio de cerca de 6000 pacientes por mês.

- A Unidade de Emergência

A unidade de urgência do LHD tem uma afluência média mensal de 700 a 800 doentes adultos ≥20 anos. A unidade tem um efetivo de 18 profissionais de saúde (HCP) e uma capacidade de 10 camas. Esta dinâmica de profissionais de saúde é chamada diariamente a trabalhar lado a lado para prestar melhores serviços de saúde a estas populações adultas exigentes, das quais fazem parte os dois grupos envolvidos neste estudo: casos de intoxicação voluntária e casos de intoxicação involuntária.

- A unidade pediátrica

A unidade pediátrica do hospital tem uma taxa média de entrada de 100 a 150 pacientes por mês, com idades compreendidas entre 1 mês e 19 anos. A unidade tem uma capacidade de 13 camas e um recurso humano dinâmico de 12 profissionais de saúde, que são chamados diariamente para lidar com desafios de cuidados de saúde, especialmente casos complexos como os que envolvem envenenamento em crianças.

2.5.1.2 O hospital distrital de Bonassama

O hospital distrital de Bonassama é um hospital público de categoria 4th , que presta assistência a outros estabelecimentos de saúde em Douala na oferta de cuidados de saúde aos 293 561 habitantes. O hospital tem uma superfície de 1 ½ hectare com 09 edifícios de destaque. O nome do hospital distrital de Bonassama surgiu a 27 de agosto de 1995, a partir da sua antiga designação de "PMI". O principal local de interesse escolhido para o estudo foi a unidade de emergência e a unidade pediátrica do hospital.

- A unidade de emergência

A UE do hospital distrital de Bonassama é de padrão médio, com uma taxa de entrada de pacientes de 20 a 30 pacientes adultos ≥20 anos por mês. A produtividade da unidade é assegurada por uma equipa dinâmica e eficaz de 14 profissionais de saúde, que têm à sua disposição uma capacidade de 9 camas para admitir, observar e tratar os seus vários pacientes, incluindo as duas formas de casos de envenenamento envolvidas neste estudo, ou seja, vítimas de envenenamento voluntário e involuntário.

- A unidade pediátrica

A unidade pediátrica do hospital regista um afluxo médio de 80 a 100 doentes por mês, de 01 mês a 19 anos. A unidade tem uma capacidade de 21 camas e um recurso humano dinâmico de 22 profissionais de saúde. Os recursos humanos do hospital distrital de Bonassama são chamados diariamente a prestar serviços de cuidados de saúde satisfatórios a todos os seus pacientes, com especial atenção aos casos de envenenamento, que é uma questão muito controversa no que respeita à faixa etária.

2.6 Procedimento de estudo

O investigador começou por obter uma aprovação ética do Comité Institucional de Investigação em Saúde Humana (IRCHH-UD) da Universidade de Douala, seguida de uma autorização administrativa do reitor da faculdade através do vice-reitor responsável pela investigação e cooperação, do diretor do hospital de Laquintinie, do delegado regional de saúde pública e do diretor do hospital distrital de Bonassama.

2.6.1 Procedimento de aprovação ética

O processo de obtenção de uma autorização ética começou com a elaboração de um protocolo de investigação para o estudo, que foi assinado pelo orientador principal e pelo co-orientador, e que foi depois depositado juntamente com outros documentos administrativos que incluíam;

- J *Uma* carta dirigida ao presidente; Comité de Investigação Institucional para a Saúde Humana (IRCHH-UD) da Universidade de Douala solicitando uma aprovação ética.
- J 04 cópias da proposta de investigação assinadas pelo orientador principal
- J A Formulário de consentimento
- J Instrumentos de recolha de dados - questionário
- J Orçamento pormenorizado do trabalho de investigação
- J Curriculum vitae do investigador
- J Cópia de um modelo de carta de autorização dirigida aos diretores do hospital distrital de Laquintinie e Bonassama.
- J Taxas de avaliação e uma ficha financeira

2.6.2 Procedimento de aprovação administrativa

Para obter todos os procedimentos administrativos necessários, foi enviada uma carta ao diretor da Laquintinie, ao delegado de saúde pública da região litoral e ao diretor do hospital distrital de Bonassama de Douala com um anexo de: uma cópia do protocolo de investigação assinado, uma cópia de uma aprovação ética. Nas respectivas políticas hospitalares, foi assinada uma autorização de investigação e, no caso de cada um, foi atribuído um supervisor técnico ao investigador para facilitar a recolha de dados no hospital.

2.7 Procedimento de recolha de dados

O instrumento utilizado para a recolha de dados foi um questionário que foi administrado aos profissionais de saúde e uma revisão dos casos de intoxicação registados nos dois hospitais ao nível da unidade de pediatria e de urgência.

2.7.1 Técnica de recolha de dados

- **Procedimento de recolha de dados**

Ao entrar no hospital, o investigador reuniu-se primeiro com o supervisor técnico que o hospital tinha designado para ajudar na recolha de dados. O supervisor técnico ajuda o investigador a identificar os profissionais de saúde que trabalham na UP e a UE do hospital selecionado como tal:

- **GRUPO I**

Foi elaborado um questionário escrito em inglês e depois traduzido para francês, de modo a avaliar a perceção dos profissionais de saúde sobre a necessidade de um centro de controlo de intoxicações (CCV), ao mesmo tempo que se avaliavam os seus conhecimentos sobre intoxicações e sobre o centro de controlo de intoxicações no que diz respeito à gestão de intoxicações. A participação no estudo inclui todo o pessoal que trabalha na UE e na UP dos hospitais selecionados durante o período do estudo. Com a ajuda do chefe da unidade, o investigador foi apresentado a todo o pessoal de cada turno e um breve resumo do que o investigador irá fazer na unidade foi apresentado pelo investigador a todo o pessoal da unidade; turno a turno. Depois de entrar em contacto com todos os profissionais de saúde, foi feita uma pergunta comum: "Que língua gostaria de utilizar para participar no estudo?". Com base na língua escolhida, foi entregue ao participante um formulário de informação sobre o estudo ou, para os que estavam demasiado ocupados, o formulário de informação foi lido e, no final, foi pedido o seu consentimento.

- **Grupo II (vítimas de envenenamento)**

Por outro lado, para permitir ao investigador avaliar os conhecimentos e a perceção dos profissionais de saúde sobre questões relacionadas com o envenenamento e a gestão de venenos. A zona dos arquivos foi identificada com a ajuda do chefe da unidade e com o auxílio de uma máscara para proteger da inalação de partículas de poeira, de óculos de proteção para prevenir os olhos de qualquer forma de irritação, de luvas de eliminação para proteger a natureza do arquivo do suor e de outros possíveis produtos químicos ou substâncias propensas à fragilidade do arquivo e de outros materiais utilizados: bata de laboratório descartável e uma luz de toque (se a área fosse demasiado escura). O investigador procedeu então a um exame página a página de todo o registo fornecido, fazendo uma análise mês a mês de todos os casos de envenenamento registados em 2014 e 2015, tendo em conta o sexo, a idade, a origem e a substância de exposição utilizada pelas várias vítimas. Os principais parâmetros utilizados na separação dos dados foram a natureza da intoxicação, os grupos etários e as medidas tomadas pela unidade aquando da admissão da vítima de intoxicação.

2.7.2 Gestão de dados

O investigador foi o principal responsável pela recolha de dados no local do estudo, através da utilização de registos bem documentados que foram preenchidos pelos profissionais de saúde da UE e das UP dos dois hospitais selecionados. Os registos foram preenchidos de acordo com os procedimentos estabelecidos pelo Ministério da Saúde Pública (ver anexo 9). Quanto ao questionário a utilizar, este foi objeto de um estudo piloto nas várias unidades, de modo a reavaliar a validade da pergunta antes da sua utilização no estudo. O questionário estava dividido em três secções: a secção A, relativa às caraterísticas sócio-demográficas, que incluía a profissão, o sexo, o nível de escolaridade e a experiência de trabalho dos profissionais de saúde; a secção B, que avaliava os conhecimentos dos profissionais de saúde sobre envenenamento, sendo os principais indicadores desta secção: "O que é o envenenamento", "Tipos de envenenamento" e "Formação formal sobre a gestão do envenenamento"; e, por último, a terceira secção, a secção C, que avaliava os conhecimentos dos profissionais de saúde sobre o centro de controlo de envenenamento no que diz respeito à gestão do envenenamento. Os principais indicadores desta secção incluíam "ideia sobre um centro de controlo de intoxicações (CCV)", "conhecimentos sobre a gestão de intoxicações", "opinião sobre a criação de um CCV", "expetativa de um CCV" e "conhecimentos sobre antídotos na gestão de intoxicações".

No final de cada dia, os dados recolhidos foram guardados numa área segura, acessível apenas ao investigador. Os dados recolhidos foram introduzidos numa folha do Microsoft Excel 2010 concebida pelo investigador para posterior análise e interpretação.

2.7.3 Análise de dados

Os dados foram analisados eletronicamente utilizando uma folha de desenho Microsoft Excel 2010 com frequência e percentagens utilizadas para deslocar os dados. Os dados obtidos junto dos profissionais de saúde sobre os seus conhecimentos em matéria de envenenamento e centros de controlo de venenos no que diz respeito à gestão de venenos foram avaliados com base nos dados obtidos a partir dos registos, que foram depois categorizados no tipo de agente de exposição ao veneno utilizado pelas vítimas, na natureza do envenenamento; involuntário ou voluntário, na idade e no sexo dos casos de envenenamento. Os dados dos registos também foram utilizados para retratar as caraterísticas tóxico-demográficas do envenenamento e para revelar a prevalência do envenenamento nos dois hospitais selecionados para o estudo.

2.8 Considerações éticas

Para manter a ética do estudo, foi entregue um formulário de consentimento voluntário a todos os participantes antes da administração dos questionários. Os nomes dos participantes não foram registados. As informações recolhidas dos participantes e os registos foram guardados e utilizados apenas pelo investigador para fins académicos e de investigação. Além disso, tendo em conta o facto de o participante ter a opção de se retirar a qualquer momento do estudo, não houve penalizações para as desistências. Além disso, o estudo não envolveu procedimentos prejudiciais e todos os resultados foram utilizados estritamente para fins académicos e de publicação.

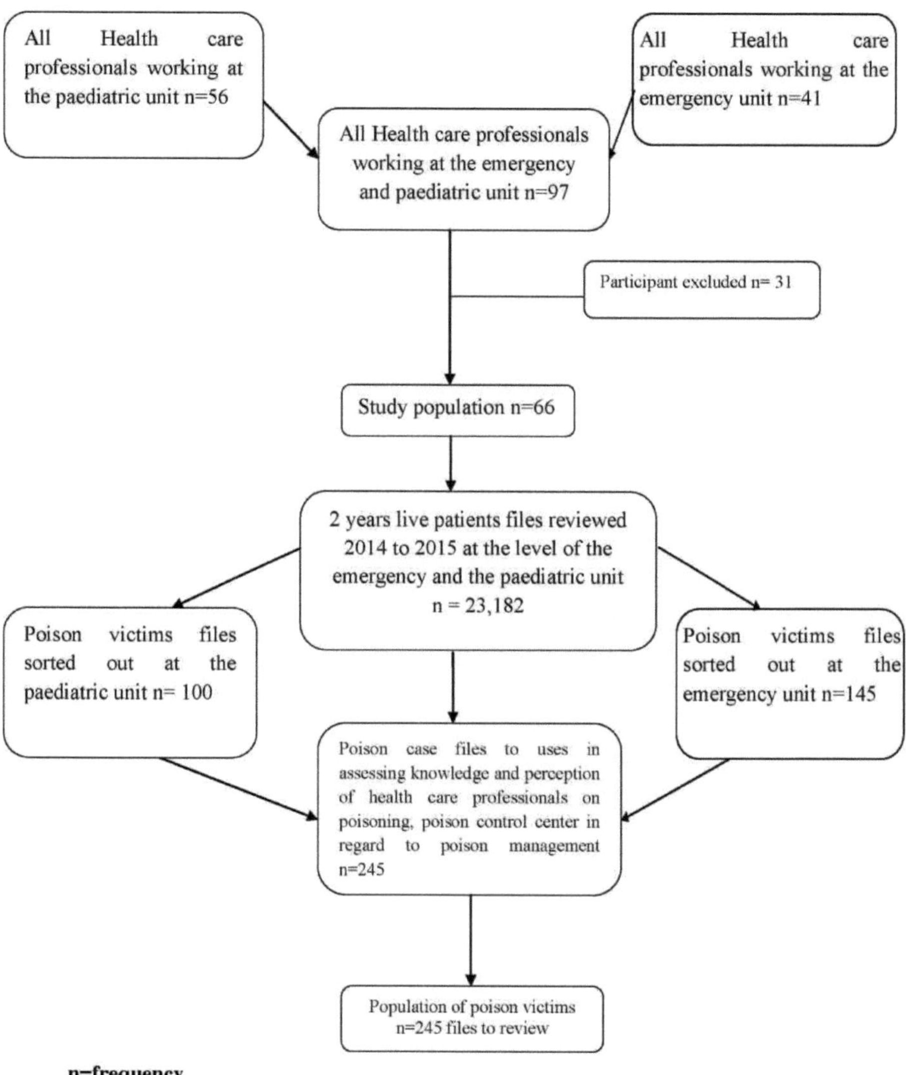

n=frequency

Figura 5: Um fluxograma de recrutamento dos profissionais de saúde envolvidos no estudo e o número de processos de vítimas de envenenamento a analisar.

CAPÍTULO 3

3.1 Descrever o conhecimento e a perceção dos profissionais de saúde sobre o envenenamento e o centro de controlo de venenos no que respeita à gestão do envenenamento.

Avaliar o conhecimento e a perceção dos profissionais de saúde (PCS) sobre o veneno e o Centro de Controlo de Intoxicações no que respeita à gestão do veneno. O instrumento de recolha de dados utilizado foi um questionário que continha algumas perguntas-chave indicadoras em cada secção, de modo a revelar o nível de compreensão dos participantes que, neste caso, eram todos os profissionais de saúde que trabalhavam na UE e nas UP dos hospitais distritais de Laquintinie e Bonassama, em Douala. A Tabela 2-8 mostra como as perguntas-chave foram elaboradas para refletir a perceção e a compreensão dos 66 participantes no estudo.

Tabela 2: Perceção dos profissionais de saúde sobre a entrada mensal de doentes com veneno ao nível da UP e da UE dos dois hospitais

Number of patients	HCP (N)	%
0	0	0
1-5	66	100
6-10	0	0
Total	66	100

N= frequência, %= frequência em percentagem com base no número total de HCP que participaram

Quadro 3: Compreensão dos profissionais de saúde sobre o envenenamento na gestão do envenenamento

What fraction does not really need to visit the hospital?	N	%
1/ 4	38	58
2/4	13	20
3 /4	8	12
all case	7	10
Total	66	100

N= frequência, %= frequência em percentagem com base no número total de HCP que participaram

Tabela 4: Conhecimento dos profissionais de saúde sobre envenenamento e centro de controlo de venenos no que diz respeito à gestão de venenos.

Question	Response		Total (N)	%
	Yes	No		
Knowledge on poisoning; do you know of poisoning (intoxication)?	66	00	66	100
Have you ever had a formal training on poison management?	00	66	66	100
Does your institution have any procedure on poison management?	00	66	66	100
When in need for antidotes, are antidotes available for poison management?	00	66	66	100
As a health care professional is a poison control center necessary in poison management?	00	66	66	100

N= frequência, %= frequência em percentagem com base no número total de HCP que participaram

Quadro 5: Conhecimentos e perceção dos profissionais de saúde sobre o centro de controlo de venenos

Have you ever heard of a poison control center?	HCP (N)	%
yes + no understanding of what a PCC is all about	37	57
No idea	22	33
Yes + understanding on what a PCC is all about	7	10
Total	66	100

N= frequência, %= frequência em percentagem com base no número total de HCP que participaram

Quadro 6: Perceção dos profissionais de saúde sobre o envenenamento

Which of the option below will you recommend to a patient face with doubt after exposure to a toxic agent or intoxication *(for conscious victims only)?*	HCP (N)	%
Call a poison control centre if it exist for prompt medical advice	7	10
Go immediately to the nearest hospital for proper consultation	57	87
Call the SAMU immediately	2	3
Total	66	100

N= frequência, %= frequência em percentagem com base no número total de HCP que participaram

Quadro 7: Recomendação dos profissionais de saúde sobre a necessidade de um centro de controlo de venenos nos Camarões

Question	Response	HCP (N)	%
In your opinion will you recommend the creation of a poison center in Cameroon?	Yes	66	100
	No	00	0

N= frequência, %= frequência em percentagem com base no número total de HCP que participaram

Tabela 8: Valorização da necessidade de um centro de controlo de intoxicações; a opinião dos profissionais de saúde

	Poison case in fraction	HCP (N)	%
How many poison cases would you have consulted the Poison control center for their management assuming that a poison control centre existed in Cameroon?	1 /4	4	6
	2 / 4	9	14
	3 / 4	41	62
	Non	0	0
	All the cases	12	18
Total		66	100

N= frequência, %= frequência em percentagem com base no número total de HCP que participaram

Após a análise de todos os questionários preenchidos pelos 66 profissionais de saúde, foram necessárias mais avaliações para retratar o impacto no conhecimento limitado dos profissionais de saúde sobre questões relacionadas com o envenenamento nos dois hospitais selecionados. Para demonstrar isso, o investigador procedeu a uma revisão dos registos de 2 anos (2014 a 2015) de todos os pacientes que visitaram a unidade de emergência e pediátrica do hospital distrital de Laquintinie e Bonassama em Douala. O objetivo era saber se, de facto, a falta de conhecimento se deve ao facto de não existir nenhum caso de envenenamento nos dois hospitais.

3.2 Descrição das caraterísticas demográficas e estruturais das vítimas de envenenamento com base nos ficheiros de casos registados

No final do período de estudo, as nossas descobertas foram deslocadas de forma a seguir os nossos objectivos. Foram selecionados 245 casos de envenenamento dos 23182 pacientes que visitaram o hospital Laquintinie de Douala (LHD) e os hospitais distritais de Bonassama (BDH), adultos e crianças inclusive. Destes 245 casos de envenenamento selecionados, 10 casos eram de vítimas que visitaram a unidade com vida e morreram em consequência do veneno durante o processo de admissão. Dos 20085 pacientes que visitaram a unidade de emergência e pediatria do LHD; em 2014, a unidade de emergência recebeu um total de 8367 (42%) pacientes; 4981 homens e 3386 mulheres, dos quais um total de 61 casos de envenenamento foram classificados entre os 8367 pacientes que visitaram o hospital por motivos de saúde. E em 2015, 8739 (44%) pacientes visitaram a unidade; 5163 do sexo masculino e 3576 do sexo feminino, dos quais 79 casos dos 8739 pacientes que visitaram a unidade foram vítimas de envenenamento e 5 casos foram vítimas de envenenamento que morreram durante o processo de admissão como vítimas de intoxicação. Quanto à unidade pediátrica, um total de 1616 (8%) crianças visitaram a unidade em 2014; 934 eram do sexo masculino e 682 do sexo feminino, 51 casos foram classificados como vítimas de envenenamento a partir do registo em 2014 com um registo de 03 casos de morte. Enquanto que em 2015, um total de 1363 (7%) crianças visitaram a UP do LHD das quais, 782 eram do sexo masculino e 581 do sexo feminino, triamos 37 casos de intoxicação e dos 37 casos, 02 casos foram a óbito no processo de internação dessas populações. O LHD teve 122 casos que foram triados como vítimas de intoxicação em 2014 e 3 casos de óbito. Enquanto que em 2015, 123 casos foram triados como casos de intoxicação e dos 123 casos, 7 casos de óbito foram registados como vítimas de intoxicação durante o processo de admissão. É de salientar que o caso de envenenamento em crianças pode parecer voluntário, mas a sua intenção não foi voluntária, uma vez que as atitudes cognitivas das crianças não lhes permitem causar intencionalmente danos a si próprias. Estes dados foram bem elaborados nos vários formulários da tabela, como se pode ver na tabela 9-16.

Quadro 9: Mostra a taxa de entrada de doentes a nível da UE na DHL em 2014

Month	patients received at the EU			
	Male (N_{mp})	Female (N_{fp})	Total number of patient inflow (N_{pt})	%
January	423	338	761	9
February	405	235	640	8
March	421	254	675	8
April	456	273	729	9
May	341	245	586	7
June	409	201	610	7
July	291	229	520	6
August	436	299	735	9
September	469	339	808	10
October	471	336	807	10
November	415	321	736	9
December	444	316	760	9
TOTAL	4981	3386	8367	

N= frequência, N_{mp}= frequência de doentes do sexo masculino que visitaram a UE, N_{fp}= frequência de doentes do sexo feminino que visitaram a UE solicitando serviços de cuidados de saúde, N_{Pt}= frequência do número de entradas de doentes em 2014 e %= frequência em percentagem

Tabela 10: Número de vítimas de envenenamento retiradas do registo na UE da DHL em 2014

Month	*Poison cases sorted					
	**Voluntary		***involuntary		Total poison cases (N_t)	%
	Male (N_{mv})	Female (N_{fv})	Male (N_{mx})	Female (N_{fx})		
January	2	0	0	2	4	7
February	0	1	1	0	2	3
March	1	0	0	0	1	2
April	0	0	3	1	4	7
May	6	3	3	1	13	21
June	1	1	0	2	4	7
July	0	2	3	0	5	8
August	1	1	0	1	3	5
September	4	2	1	1	8	13
October	1	1	0	0	2	3
November	1	0	0	4	5	8
December	1	4	4	1	10	16
TOTAL	18	15	15	13	61	

1foram casos suspeitos de envenenamento, uma vez que não foi efectuado qualquer teste de confirmação para

confirmar estes casos como vítimas de envenenamento,**o envenenamento voluntário envolve todas as formas de ingestão própria ou de exposição voluntária de um indivíduo por outra pessoa a qualquer agente de exposição tóxica,***o envenenamento involuntário envolve todas as formas de ingestão involuntária de qualquer agente de exposição tóxica. N = frequência, Nmv = frequência de homens envolvidos em envenenamento voluntário, Nfv = frequência de mulheres envolvidas em envenenamento voluntário, Nmx = frequência de homens envolvidos em envenenamento involuntário, Nfx = frequência de mulheres envolvidas em envenenamento involuntário, Nt = frequência total de homens e mulheres registados como vítimas de envenenamento em 2014

Quadro 11: Mostra a taxa de entrada de doentes a nível da UE na DHL em 2015

Month	patient received at the EU			
	Male (N_{mp})	Female (N_{fp})	Total number of patient inflow (N_{pt})	%
January	456	354	810	9
February	487	306	793	9
March	434	329	763	9
April	407	280	687	8
May	401	319	720	8
June	340	243	583	7
July	477	302	779	9
August	479	365	844	10
September	348	238	584	7
October	457	302	759	9
November	414	247	661	8
December	463	291	754	9
TOTAL	5163	3576	8739	

N= frequência, Nmp= frequência de doentes do sexo masculino que visitaram a UE, Nfp= frequência de doentes do sexo feminino que visitaram a UE solicitando serviços de cuidados de saúde, NPt= número de frequência de entrada de doentes em 2015 e %= frequência em percentagem.

Tabela 12: Número de vítimas de envenenamento retiradas do registo a nível da UE na DHV em 2015

Month	* poison cases sorted						
	**Voluntary		**involuntary		[1]Dead cases	Total poison cases (N_t)	%
	Male (N_{mv})	Female (N_{fv})	Male (N_{mx})	Female (N_{fx})			
January	2	0	2	2	0	6	8
February	1	1	1	2	0	5	6
March	3	5	1	1	1	11	14
April	1	5	0	0	2	8	10
May	3	3	2	0	0	8	10
June	1	2	0	0	0	3	4
July	2	3	1	1	0	7	9
August	3	2	2	0	0	7	9
September	2	4	2	3	2	13	16
October	1	2	1	0	0	4	5
November	1	2	0	0	0	3	4
December	1	1	2	0	0	4	5
TOTAL	21	30	14	9	5	79	

1 casos de envenenamento; eram casos suspeitos, uma vez que não foi efectuado qualquer teste de confirmação para confirmar que estes casos eram vítimas de envenenamento,* **envenenamento voluntário envolve todas as formas de ingestão própria ou de exposição voluntária de um indivíduo por outra pessoa a qualquer agente de exposição tóxica ,***envenenamento involuntário envolve todas as formas de ingestão involuntária de qualquer agente de exposição tóxica,[1] casos mortos: eram vítimas que morreram durante o processo de admissão no hospital e não vítimas mortas de envenenamento acorrido ao hospital. N = frequência, N_{mv} = frequência de homens envolvidos em intoxicação voluntária, N_{fv} = frequência de mulheres envolvidas em intoxicação voluntária, N_{mx} = frequência de homens envolvidos em intoxicação involuntária, N_{fx} = frequência de mulheres envolvidas em intoxicação involuntária, Nt = frequência total de homens e mulheres registados como vítimas de intoxicação em 2015 e % = frequência de vítimas de intoxicação

Tabela 13: Mostra a taxa de entrada de doentes ao nível das UP na DML em 2014

Month	patient received at the PU			
	Male (N_{mp})	Female (N_{fp})	Total number of patient inflow (N_{pt})	%
January	73	60	133	8
February	72	69	141	9
March	69	65	134	8
April	81	67	148	9
May	91	64	155	10
June	107	25	132	8
July	92	70	162	10
August	82	55	137	8
September	68	47	115	7
October	63	69	132	8
November	72	45	117	7
December	64	46	110	7
TOTAL	934	682	1616	

N= frequência, Nmp= número de crianças do sexo masculino que visitaram a UP, Nfp= número de crianças do sexo feminino que visitaram a UP solicitando serviços de saúde NPt= soma total de crianças que visitaram a unidade solicitando serviços de saúde em 2014.

Tabela 14: Número de vítimas de envenenamento retiradas do registo ao nível da UP na DML em 2014

Month	*Poison cases				
	**involuntary poisoning		Death cases	Total poison cases (N_t)	%
	Male (N_{mx})	Female (N_{fx})			
January	1	1	0	2	4
February	2	5	0	7	15
March	0	2	0	2	4
April	4	2	1	7	15
May	2	1	0	3	6
June	5	1	0	6	13
July	4	0	0	4	8
August	3	3	1	7	15
September	1	2	0	3	6
October	1	2	0	3	6
November	1	2	0	3	6
December	2	1	1	4	8
TOTAL	26	22	3	51	

*casos de envenenamento; foram casos suspeitos, uma vez que não foi efectuado qualquer teste de confirmação para confirmar estes casos como vítimas de envenenamento, **envenenamento involuntário envolve todas as formas de ingestão involuntária (dano não intencional) de qualquer agente de exposição tóxica, casos mortos: foram vítimas que morreram durante o processo de admissão no hospital e não vítimas mortas de envenenamento acorrido ao hospital. Nmx = frequência de homens envolvidos em intoxicação involuntária, Nfx = frequência de mulheres envolvidas em intoxicação involuntária, Nt = frequência total de homens e mulheres registados como vítimas de intoxicação em 2014 e % = frequência de vítimas de intoxicação.

Tabela 15: Mostra a taxa de entrada de doentes ao nível das UP na DML em 2015

Month	patient received at the PU			
	Male (N_{mp})	Female (N_{fp})	Total number of patient inflow (N_{pt})	%
January	63	50	113	8
February	60	38	98	7
March	68	44	112	8
April	69	54	123	9
May	64	51	115	8
June	53	51	104	8
July	74	58	132	10
August	69	38	107	8
September	82	57	139	10
October	62	49	111	8
November	64	41	105	8
December	54	50	104	8
TOTAL	782	581	1363	

N= frequência, N_{mp}= número de crianças do sexo masculino que visitaram a UP, N_{fp}= número de crianças do sexo feminino que visitaram a UP solicitando serviços de saúde N_{Pt}= soma total de crianças que visitaram a unidade solicitando serviços de saúde em 2015.

Tabela 16: Número de vítimas de envenenamento retiradas do registo ao nível da UP na DML em 2015

Month	*Poison cases				
	**involuntary poisoning		¶Dead cases	Total poison cases (N_t)	%
	Male (N_{mx})	Female (N_{fx})			
January	2	2	0	4	11
February	3	2	1	6	16
March	1	1	0	2	5
April	4	0	0	4	11
May	2	1	1	4	11
June	2	1	0	3	8
July	2	0	0	2	5
August	0	2	0	2	5
September	1	2	0	3	8
October	0	0	0	0	0
November	2	3	0	5	14
December	1	1	0	2	5
TOTAL	20	15	2	37	

*casos de envenenamento; foram casos suspeitos, uma vez que nenhum teste confirmatório foi feito para confirmar esses casos como vítimas de envenenamento, **envenenamento involuntário envolve todas as formas de ingestão involuntária (dano não intencional) de qualquer agente de exposição tóxica, ⅛casos mortos: foram vítimas que morreram durante o processo de admissão no hospital e não vítimas mortas de veneno apressadas no hospital. Nmx = frequência de homens envolvidos em intoxicação involuntária, Nfx = frequência de mulheres envolvidas em intoxicação involuntária, Nt = frequência total de homens e mulheres registados como vítimas de intoxicação em 2015 e % = frequência de vítimas de intoxicação.

Quanto ao hospital distrital de Bonassama (BDH), 3097 pacientes visitaram o hospital por motivos de saúde em 2014 e 2015, com base nos registos analisados na unidade de emergência e na unidade pediátrica. Relativamente à UE em 2014, foram recebidos 424 pacientes, dos quais 293 eram homens e 131 eram mulheres e um total de 3 casos foram vítimas de veneno. Considerando que ao nível da unidade pediátrica em 2014 um total de 1178 pacientes visitaram o hospital por razões médicas, dos 1178 pacientes; 7 casos foram classificados como vítimas de veneno. Considerando que em 2015, a UE do BDH recebeu um total de 293 pacientes; 196 eram do sexo masculino e 97 do sexo feminino, desses pacientes entraram em 2015, 2 casos foram vítimas de veneno. Quanto à unidade pediátrica, em 2015, um total de 1202 crianças visitaram a unidade por várias razões de saúde; 626 eram do sexo masculino e 576 do sexo feminino, dos 1202 que visitaram o BDH, 5 casos foram classificados como vítimas de envenenamento a partir do registo. Em suma, tivemos um total de 17 casos que foram classificados como vítimas de envenenamento no BDH dos 3097 que visitaram o hospital em 2014 e 2015. Estes dados foram depois apresentados na tabela 17- 24, como se mostra abaixo.

Tabela 17: Mostra o número de pacientes que visitaram a UE no BDH em 2014 por motivos de saúde.

Month	patient received at the EU			
	Male (N_{mp})	Female (N_{fp})	Total number of patient inflow (N_{pt})	%
January	22	8	30	7
February	17	9	26	6
March	27	10	37	9
April	22	11	33	8
May	23	14	37	9
June	21	14	35	8
July	24	8	32	8
August	32	15	47	11
September	16	14	30	7
October	40	11	51	12
November	22	6	28	7
December	27	11	38	9
TOTAL	293	131	424	

N= frequência, N_{mp}= frequência de doentes do sexo masculino que visitaram a UE, N_{fp}= frequência de doentes do sexo feminino que visitaram a UE solicitando serviços de cuidados de saúde, N_{Pt}= frequência do número de entradas de doentes em 2014 e %= frequência em percentagem de vítimas de envenenamento.

Tabela 18: Número de vítimas de envenenamento retiradas do registo a nível da UE na BDH em 2014

Month	*Poison cases					
	**Voluntary		***involuntary		Total poison cases (N_t)	%
	Male (N_{mv})	Female (N_{fv})	Male (N_{mx})	Female (N_{fx})		
January	0	0	0	0	0	0
February	0	0	0	0	0	0
March	0	0	0	0	0	0
April	0	0	0	0	0	0
May	1	0	0	0	1	33
June	0	0	0	0	0	0
July	1	0	0	0	1	33
August	0	0	0	1	1	33
September	0	0	0	0	0	0
October	0	0	0	0	0	0
November	0	0	0	0	0	0
December	0	0	0	0	0	0
TOTAL	2	0	0	1	3	

1casos de envenenamento; eram casos suspeitos, uma vez que não foi efectuado qualquer teste de confirmação para confirmar estes

casos como vítimas de envenenamento,* **envenenamento voluntário envolve todas as formas de ingestão própria ou exposição voluntária de um indivíduo por outra pessoa a qualquer agente de exposição tóxica ,***envenenamento involuntário envolve todas as formas de ingestão involuntária de qualquer agente de exposição tóxica. N = frequência, N_{mv} = frequência de homens envolvidos em envenenamento voluntário, N_{fv} = frequência de mulheres envolvidas em envenenamento voluntário, N_{mx} = frequência de homens envolvidos em envenenamento involuntário, N_{fx} = frequência de mulheres envolvidas em envenenamento involuntário, Nt = frequência total de homens e mulheres registados como vítimas de envenenamento em 2014.

Tabela 19: Mostra o número de pacientes que visitaram a UE na BDH em 2015 por motivos de saúde.

Month	patient received at the EU			
	Male (N_{mp})	Female (N_{fp})	Total number of patient inflow (N_{pt})	%
January	15	5	20	7
February	9	8	17	6
March	16	5	21	7
April	23	10	33	11
May	15	15	30	10
June	25	8	33	11
July	16	4	20	7
August	15	10	25	9
September	10	7	17	6
October	12	5	17	6
November	15	10	25	9
December	25	10	35	12
TOTAL	196	97	293	7

N= frequência, N_{mp}= frequência de doentes do sexo masculino que visitaram a UE, N_{fp}= frequência de doentes do sexo feminino que visitaram a UE solicitando serviços de cuidados de saúde, N_{Pt}= número de frequência de entrada de doentes em 2015 e %= frequência em percentagem.

Quadro 20: Número de vítimas de envenenamento retiradas do registo a nível da UE na BDH em 2015

Month	*Poison cases					
	**Voluntary		***involuntary		Total poison cases (N_t)	%
	Male (N_{mv})	Female (N_{fv})	Male (N_{mx})	Female (N_{fx})		
January	0	0	0	0	0	0
February	0	0	0	0	0	0
March	1	1	0	0	2	100
April	0	0	0	0	0	0
May	0	0	0	0	0	0
June	0	0	0	0	0	0
July	0	0	0	0	0	0
August	0	0	0	0	0	0
September	0	0	0	0	0	0
October	0	0	0	0	0	0
November	0	0	0	0	0	0
December	0	0	0	0	0	0
TOTAL	1	1	0	0	2	

1casos de envenenamento; eram casos suspeitos, uma vez que não foi efectuado qualquer teste de confirmação para confirmar estes

casos como vítimas de envenenamento, * **envenenamento voluntário envolve todas as formas de ingestão própria ou exposição voluntária de um indivíduo por outra pessoa a qualquer agente de exposição tóxica ,***envenenamento involuntário envolve todas as formas de ingestão involuntária de qualquer agente de exposição tóxica. N= frequência, Nmv= frequência de homens envolvidos em envenenamento voluntário, Nfv= frequência de mulheres envolvidas em envenenamento voluntário, Nmx = frequência de homens envolvidos em envenenamento involuntário, Nfx = frequência de mulheres envolvidas em envenenamento involuntário, Nt = frequência total de homens e mulheres registados como vítimas de envenenamento em 2015

Tabela 21: Mostra o número de doentes que visitaram o PU na BDH em 2014 por motivos de cuidados de saúde.

Month	patient received at the PU			%
	Male (N_{mp})	Female (N_{fp})	Total number of patient inflow (N_{pt})	
January	48	53	101	9
February	57	67	124	11
March	62	47	109	9
April	53	46	99	8
May	49	53	102	9
June	49	35	84	7
July	39	43	82	7
August	43	28	71	6
September	36	32	68	6
October	54	55	109	9
November	56	47	103	9
December	62	64	126	11
TOTAL	608	570	1178	

N= frequência, Nmp= número de crianças do sexo masculino que visitaram a UP, Nfp= número de crianças do sexo feminino que visitaram a UP solicitando serviços de saúde NPt= soma total de crianças que visitaram a unidade solicitando serviços de saúde em 2014.

Tabela 22: O número de vítimas de envenenamento retiradas dos registos ao nível das UP na BDH em 2014

Month	*Poison cases			
	**involuntary poisoning		Total poison cases (N_t)	%
	Male (N_{mx})	Female (N_{fx})		
January	1	1	2	29
February	0	0	0	0
March	0	0	0	0
April	0	2	2	29
May	0	0	0	0
June	1	0	1	14
July	0	0	0	0
August	0	0	0	0
September	0	0	0	0
October	1	0	1	14
November	1	0	1	14
December	0	0	0	0
TOTAL	4	3	7	

*casos de envenenamento; foram casos suspeitos, uma vez que não foi efectuado qualquer teste de confirmação para confirmar estes casos como vítimas de envenenamento, **envenenamento involuntário envolve todas as formas de ingestão involuntária (dano não intencional) de qualquer agente de exposição tóxica, N_{mx} = frequência de homens envolvidos em envenenamento involuntário, N_{fx} = frequência de mulheres envolvidas em envenenamento involuntário, Nt = frequência total de homens e mulheres registados como vítimas de envenenamento em 2014

Tabela 23: Mostra o número de pacientes que visitaram o PU da BDH em 2015 por motivos de saúde.

Month	patient received at the PU			
	Male (N_{mp})	Female (N_{fp})	Total number of patient inflow (N_{pt})	%
January	66	52	118	10
February	36	36	72	6
March	62	66	128	11
April	61	63	124	10
May	52	48	100	8
June	55	51	106	9
July	49	59	108	9
August	54	47	101	62
September	47	37	84	51
October	41	43	84	7
November	43	31	74	6
December	60	43	103	9
TOTAL	626	576	1202	

N= frequência, Nmp= número de crianças do sexo masculino que visitaram a UP, Nfp= número de crianças do sexo feminino que visitaram a UP solicitando serviços de saúde NPt= soma total de crianças que visitaram a unidade solicitando serviços de saúde em 2015.

Tabela 24: Número de vítimas de envenenamento retiradas do registo ao nível da UP na BDH em 2015

Month	*Poison cases			
	**involuntary poisoning		Total poison cases (N_t)	%
	Male (N_{mx})	Female (N_{fx})		
January	0	1	1	20
February	1	0	1	20
March	0	0	0	0
April	0	0	0	0
May	0	0	0	0
June	0	0	0	0
July	0	1	1	20
August	0	0	0	0
September	0	0	0	0
October	0	2	2	0
November	0	0	0	0
December	0	0	0	0
TOTAL	1	4	5	20

*casos de envenenamento; foram casos suspeitos, uma vez que não foi efectuado qualquer teste de confirmação para confirmar estes casos como vítimas de envenenamento, **envenenamento involuntário envolve todas as formas de ingestão involuntária (dano não intencional) de qualquer agente de exposição tóxica, N_{mx} = frequência de homens envolvidos em envenenamento involuntário, N_{fx} = frequência de mulheres envolvidas em envenenamento involuntário, Nt = frequência total de homens e mulheres registados como vítimas de envenenamento em 2015.

O carácter demográfico dos dois grupos que participaram no estudo, ou seja, os profissionais de saúde e as vítimas de envenenamento, retirados dos registos hospitalares de 2 anos (2014 a 2015) durante o período de estudo de 6 meses, foram espelhados como tal;

Tabela 25a: Uma visão geral das caraterísticas dos profissionais de saúde (frequência e percentagem) em LHD e BDH que participaram no estudo.

Gender	N	%
Male	24	36
Female	42	64
Total	66	100

N=frequência, % =frequência em percentagem

Quadro 25b: Opinião dos profissionais de saúde sobre as experiências profissionais

Socio- professional characteristic		
Working experience		
0-1years	N	%
	18	27
2-5years	21	32
≥6years	27	41
Total	66	100

N=frequência, % =frequência em percentagem

Quadro 25c; HCP sobre a base de observação no local de trabalho

Job site (unit)		
Emergency unit	N	%
	32	48
Paediatric unit	34	52
Total	66	100

N=frequência, % =frequência em percentagem

Tabela 26: uma visão geral da população de *vítimas de veneno analisada durante 2 anos (2014 a 2015) na DML e na DDB.

Nature of victims	Gender				Total
	adult		children		
	Male (N)	Female (N)	Male (N)	Female (N)	
Involuntary intoxication	32	20	58	37	147
Voluntary intoxication	37	51	0	0	88
Death cases	1	4	4	1	10
Total	70	75	62	38	**245**

N=frequência, %=frequência em percentagem, *casos de envenenamento registados; eram casos suspeitos de envenenamento, uma vez que não foi efectuado qualquer teste de confirmação para confirmar que estes casos eram vítimas de envenenamento, LHD= 228; 218 casos de sobrevivência de envenenamento e 10 casos de envenenamento que morreram no processo de admissão como vítimas de envenenamento ao longo dos dois anos de análise dos dados e em BDH 17 casos ao longo de dois anos sem registo de óbito.

Além disso, a partir dos registos, as substâncias de exposição mais utilizadas para o envenenamento involuntário foram agrupadas por classes, como mostra o quadro 27.

Quadro 27: Agente tóxico comum utilizado para a intoxicação involuntária

Involuntary poisoning exposure type								
toxic agent	Adult		paediatric		Death cases		Total (N)	%
	Male (N)	Female (N)	Male (N)	Female (N)	Children	adult		
Pharmaceutical drugs	3	1	6	3	0	0	13	9
Chemicals : Sodium hypochlorite (eau javel), acide	1	0	21	16	2	0	40	26
Hydrocarbon : petrol, kerosene etc	0	0	12	6	1	0	19	13
phytosanitory products e.g herbal concoctions, chiniese traditional medicine etc...	2	1	7	2	1	0	13	9
Pesticides/insecticides : e.g. moontiger and herbicides : e.g. roundup etc	0	0	10	8	1	0	19	13
food poisoning	7	8	2	2	0	0	19	13
Bites and stings e.g. snake, bees, scorpion etc..	12	9	0	0	0	0	21	14
fumes and vapours	3	1	0	0	0	0	4	3
Others unknown	4	0	0	0	0	0	4	3
Total	32	20	58	37	5	0	152	

N=frequência, % =frequência em percentagem de vítimas de envenenamento.

Por outro lado, foi também efectuada uma análise dos agentes de exposição tóxica comuns que as vítimas de envenenamento utilizam para cometer uma forma voluntária de intoxicação. Estes foram apresentados numa tabela de distribuição de frequências, como mostra a Tabela 28 abaixo.

Tabela 28: Agente tóxico comum utilizado por vítimas de envenenamento voluntário

voluntary poisoning exposure type					
toxic agent used	Adult		Death cases	Total	%
	Male (N)	Female (N)			
Pharmaceutical drugs	11	19	0	30	32
Drugs of abuse e.g. alcohol, ''banga'' etc	12	0	2	14	15
Pesticides	0	5	2	7	8
Hydrocarbon : e.g petrol, kerosene etc	0	4	0	4	4
Chemicals soduim hypochlorite (eau javel), acids	14	23	1	38	41
Total	37	51	5	93	100

N=frequência, % =frequência em percentagem de vítimas de envenenamento

3.3 Descrever a prevalência de envenenamento

Dos 23182 pacientes vivos que visitaram a UE e a UP do hospital selecionado, um total de 245 casos foram vítimas de envenenamento, dos quais 10 casos perderam a vida durante o processo de admissão no hospital. Estas variáveis foram utilizadas para estabelecer uma prevalência global de envenenamento nos dois hospitais selecionados; o hospital Laquintinie em Douala e o hospital distrital de Bonassama e uma prevalência global dos casos de morte. Estas variáveis foram posteriormente elaboradas para obter a prevalência de envenenamento nos vários hospitais. A prevalência que foi revelada no final do estudo foi de 1%. Esta foi obtida através da utilização das fórmulas:

$$\text{Prevalence} = \frac{\text{person with a given health indicator during a specified time period}}{\text{Population during the same time period}}$$

A partir da nossa descoberta, obtemos 245 casos como o número de pessoas com um determinado indicador de saúde, que no nosso caso foram vítimas de veneno; voluntário e involuntário revisto durante um período de 2 anos (2014 a 2015) e a nossa população durante o período de estudo foram todas as pessoas vivas que visitaram a UE e a PU por razões de cuidados de saúde dentro destes 2 anos (2014 a 2015) de revisão de registos, que neste caso foram 23182 pessoas

A prevalência de envenenamento no LHD e no BDH $= \frac{245}{23182} * 100 = 1\%$

Quanto ao caso das vítimas de envenenamento que morreram, a prevalência de morte por envenenamento foi calculada com base em todos os casos de envenenamento que foram resolvidos a partir dos registos ao nível da UE e do PU do LHD e BDH a partir de 1st janeiro de 2014- 31st dezembro de 2015, aplicando a fórmula acima mencionada, a prevalência foi revelada como tal;

Prevalência de morte por envenenamento na DHL e na DDB $= \frac{10}{245} * 100 = 4\%$

Elaborando em pormenor a prevalência de envenenamento, estabelecemos a prevalência de envenenamento com base em cada hospital como tal;

No hospital Laquintinie de Douala, registámos 218 casos de vítimas de envenenamento em 20085 pessoas que visitaram o hospital e, destes, a prevalência foi;

A prevalência de envenenamento na LHD $= \frac{218}{20085} * 100 = 1\%$

Da mesma forma, a prevalência do hospital distrital de Bonassama foi obtida a partir dos dados registados, que foram: 17 casos de vítimas de veneno em 3097 pessoas que visitaram o hospital por motivos de saúde.

A prevalência de envenenamento na BDH $= \frac{17}{3097} * 100 = 0.5\%$

3.4 Síntese dos resultados

Os dados acima referidos das tabelas; 2 a 28 foram resumidos em figuras, como se pode ver na figura 6-10, como se mostra abaixo. Isto foi feito para dar uma visão global do conhecimento e da perceção dos profissionais de saúde sobre envenenamento em relação aos ficheiros dos doentes analisados:

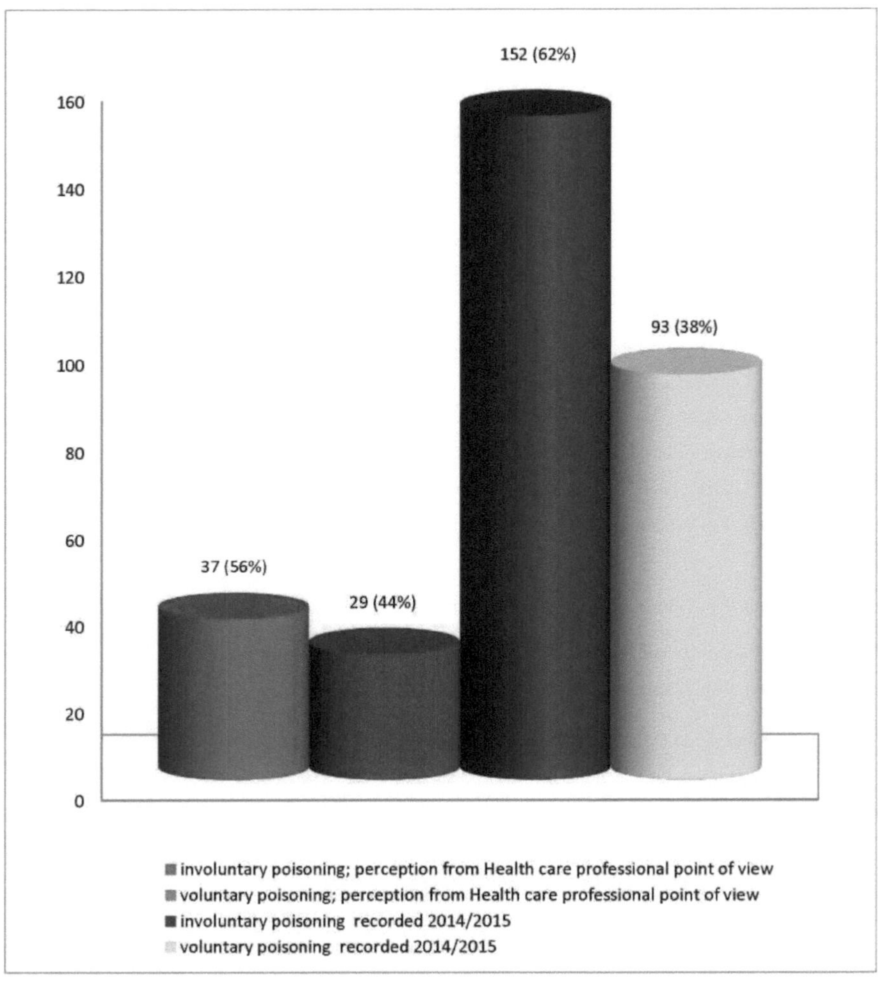

Figura 6: Forma comum de exposição a venenos; perceção dos profissionais de saúde em relação aos casos registados de envenenamento no LHD e BDH em Douala.

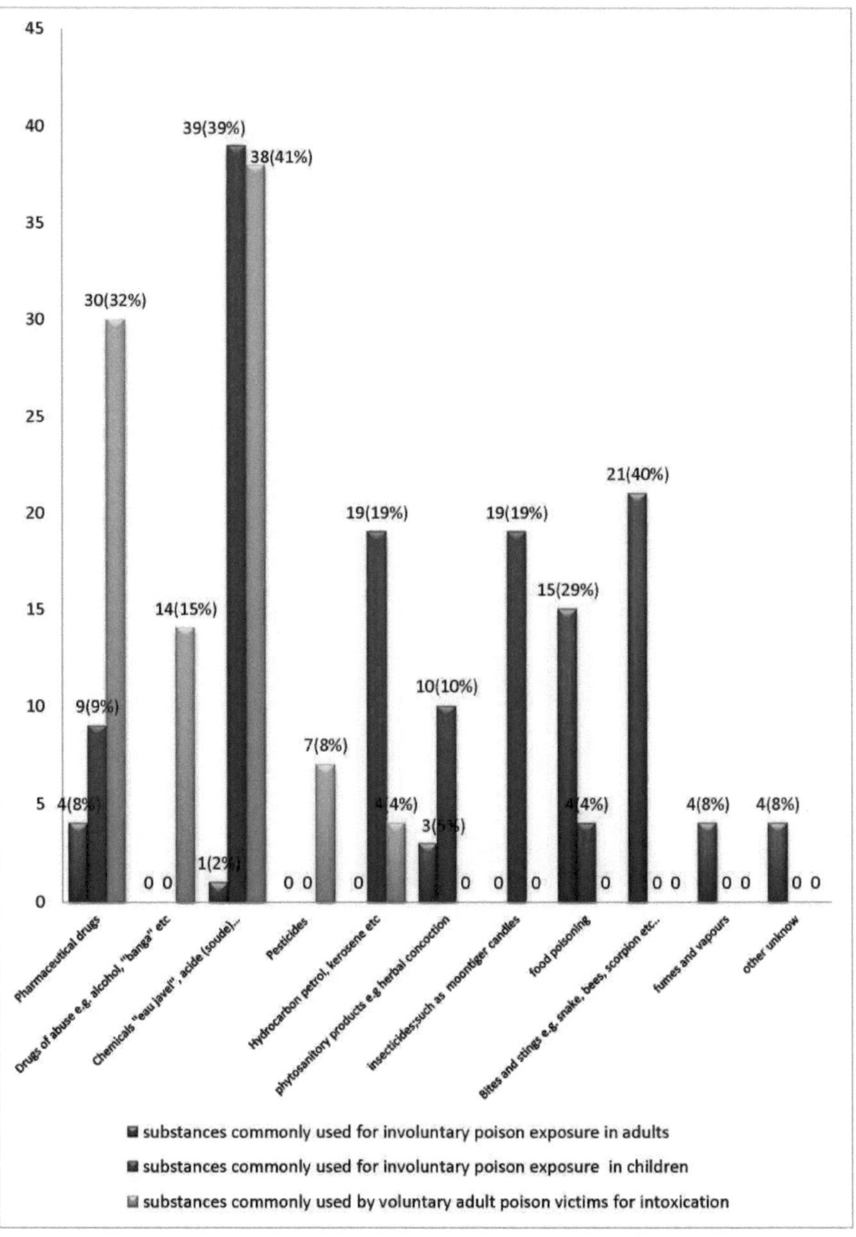

Figura 7: Substância habitualmente utilizada pelas vítimas de envenenamento para intoxicação (adultos e crianças).

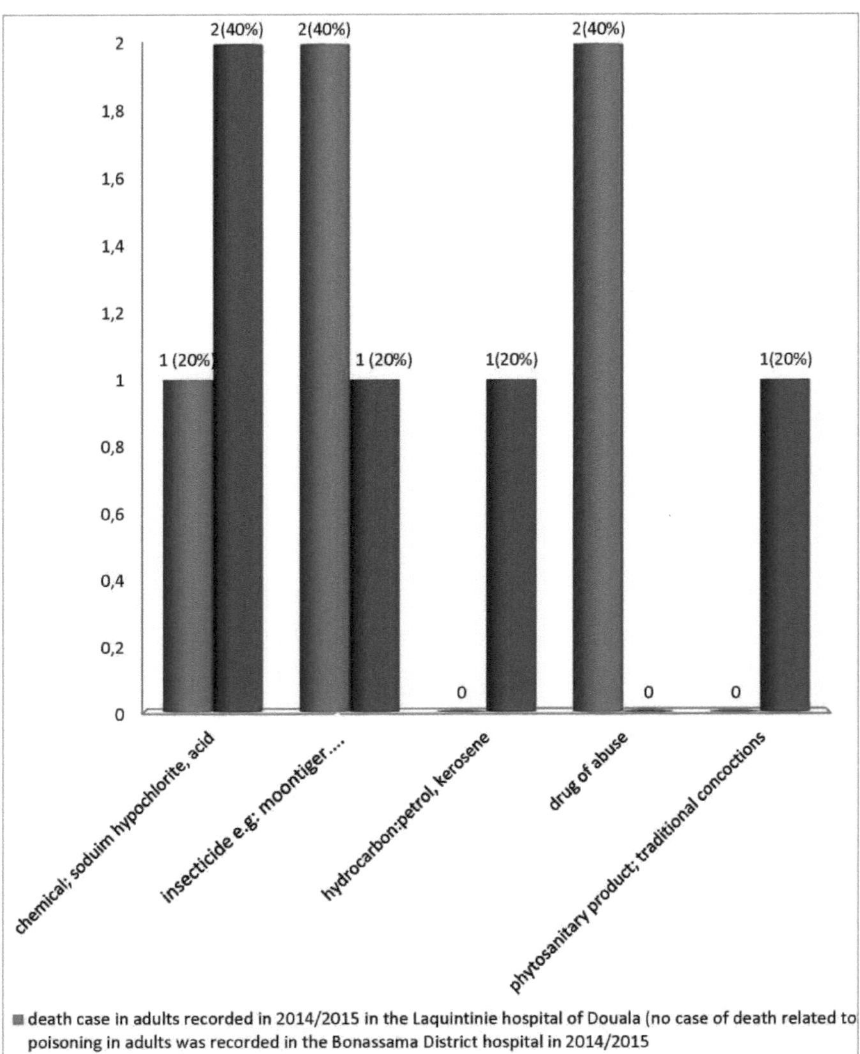

Figura 8: Perfil dos óbitos por intoxicação registados em 2014 e 2015. NB; todos os casos de óbito foram vítimas que faleceram durante o processo de admissão na DML como vítimas de envenenamento (casos suspeitos)

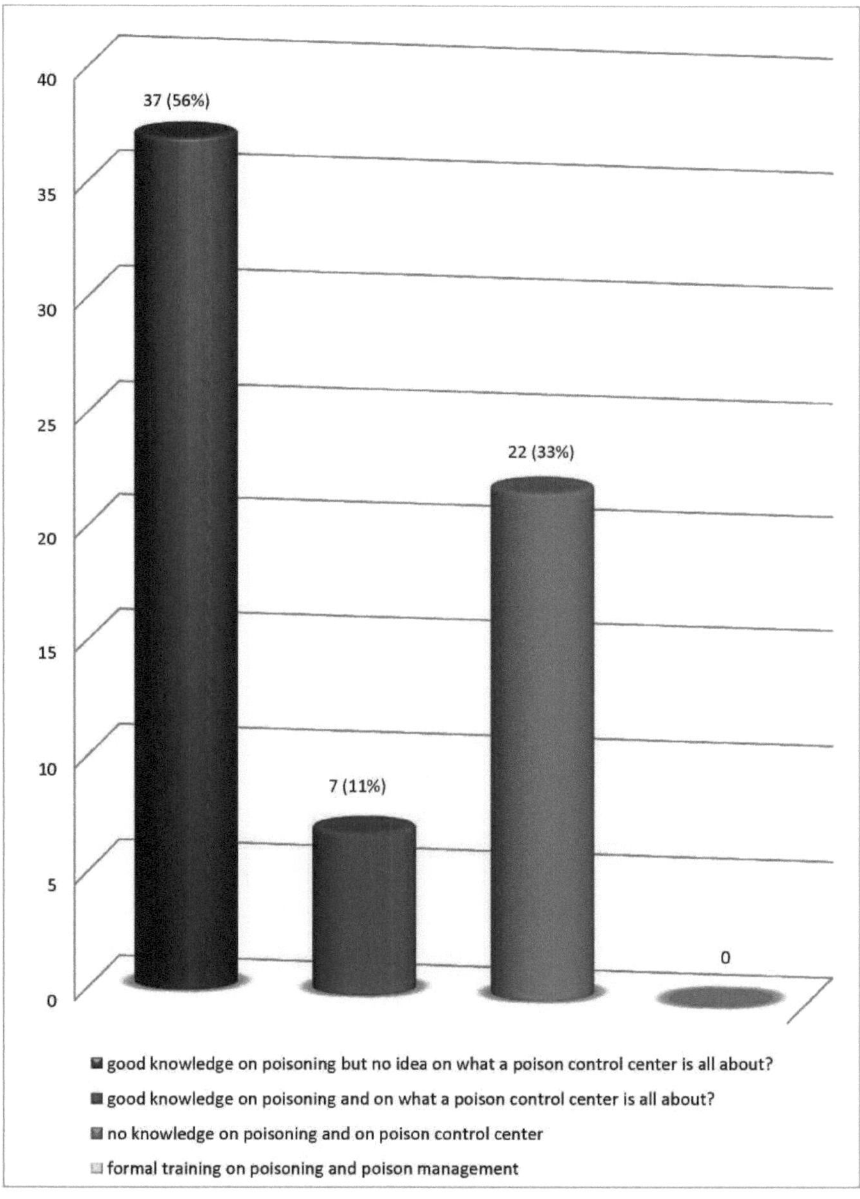

Figura 9: Conhecimento e perceção dos profissionais de saúde sobre o centro de controlo de venenos

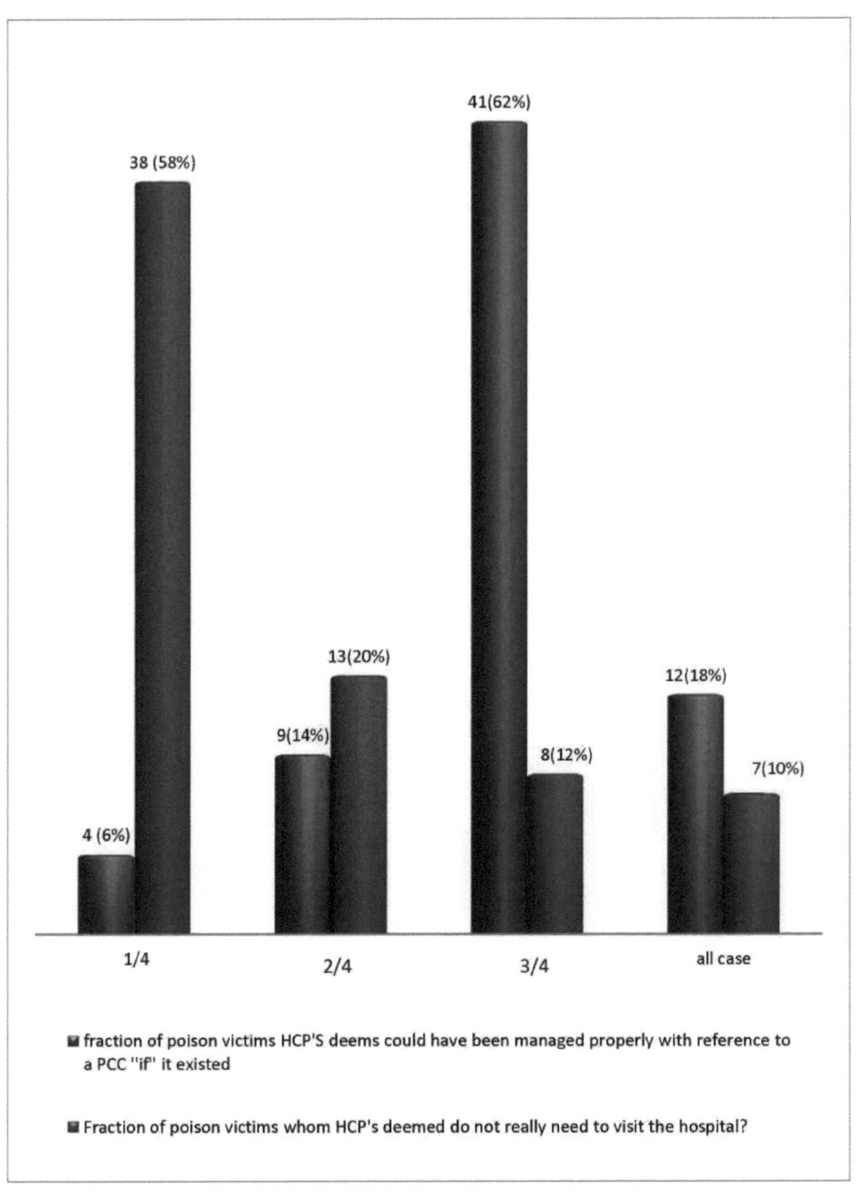

Figura 10: Valorização da necessidade de um centro de controlo de intoxicações; a opinião dos profissionais de saúde

CAPÍTULO 4

4.0 DISCUSSÃO

O papel influente que os centros de controlo de intoxicações podem desempenhar num determinado sistema de saúde não tem sido reconhecido, embora os centros de controlo de intoxicações forneçam resultados de saúde importantes em áreas como: consulta direta ao público e aos profissionais de saúde; aplicação da lei; fabricantes de produtos; seguradoras; e governos. Os centros de controlo de intoxicações fornecem dados de vigilância em tempo real, permitindo a identificação e o rastreio de ameaças à saúde pública e ao ambiente[7][9]. Além disso, um centro de controlo de envenenamentos provou desempenhar um papel importante na sensibilização da comunidade para a prevenção e segurança dos envenenamentos, na formação toxicológica dos profissionais de saúde, na monitorização da comunidade, na vigilância, na assistência à preparação e resposta a emergências e na prestação de informações ao público sobre acontecimentos actuais de importância toxicológica[5][10][29]. Um caso significativo nos Camarões foi o desastre do Lago Nyos em 1986, que poderia ter sido assinalado mais cedo se existisse um centro deste tipo nos Camarões. O valor real das poupanças nos cuidados de saúde atribuíveis aos centros de controlo de venenos é difícil de quantificar devido à natureza preventiva dos seus serviços.

Foi demonstrado que os esforços dos centros de controlo de venenos reduzem a utilização desnecessária e dispendiosa dos cuidados de saúde[7]. Vários estudos demonstraram que os centros de controlo de intoxicações reduzem as despesas com os cuidados de saúde e que o montante destas poupanças excede em muito o custo da prestação de serviços dos centros de controlo de intoxicações. Apesar destes resultados demonstrados por outros trabalhos de investigação, os Camarões continuam a ter lacunas no que diz respeito ao envenenamento e à gestão de venenos; com a ausência de um perfil de venenos para avaliar efetivamente a relação custo-eficácia de um centro de controlo de venenos na gestão de venenos e, além disso, a possibilidade de aceder efetivamente a tratamentos de saúde pública, como poderia ter sido o caso da catástrofe do lago Nyos na região noroeste dos Camarões em 1986. Este é um desafio que as ciências do envenenamento ainda enfrentam nos Camarões.

Neste estudo, para avaliar a necessidade de criar um centro de controlo de venenos nos Camarões, foram avaliados os conhecimentos e a perceção dos profissionais de saúde sobre o envenenamento e o centro de controlo de venenos no que diz respeito à gestão adequada dos venenos. O que foi notável na nossa descoberta foi que todos os profissionais de saúde que participaram no nosso estudo tinham pouco ou nenhum conhecimento sobre o que era um centro de controlo de intoxicações, ou seja, 7 (11%) dos participantes tinham conhecimentos sobre o assunto dos 66 participantes envolvidos no estudo. Uma razão que apresentámos para confirmar a sua afirmação foi verificar se algum deles tinha tido alguma vez uma formação formal sobre envenenamento, colocando questões como as apresentadas na tabela 4, a partir destas questões foi revelado que todos os participantes em ambos os hospitais nunca tinham tido uma formação formal 66 (100%) ou uma formação contínua sobre veneno ou gestão de veneno. Esta afirmação foi ainda confirmada pela ausência de dados sobre a formação em matéria de envenenamento ou de centro de controlo de venenos nos Camarões e pela ausência de literatura relacionada ou de trabalhos de investigação sobre os conhecimentos dos profissionais de saúde em matéria de envenenamento e de centro de controlo de venenos no que diz respeito à gestão adequada dos venenos. Isto fez com que o nosso estudo fosse o primeiro a avaliar os conhecimentos dos profissionais de saúde sobre venenos e sobre o centro de controlo de venenos no que diz respeito à gestão adequada de venenos nos Camarões.

Além disso, com base nos (7) 11% que tinham um bom conhecimento sobre o que é um centro de controlo de venenos na gestão de venenos, avaliamos a possibilidade de disponibilidade e acessibilidade de antídotos ao nível dos hospitais e foi revelado a partir da nossa descoberta que todos os participantes 66 (100%) no estudo relataram que os antídotos não estavam disponíveis ou acessíveis. A "indisponibilidade ou inacessibilidade" do antídoto foi avaliada com base nas políticas farmacêuticas implementadas pelo Ministério da Saúde Pública dos Camarões, que afirmam que os medicamentos (antídotos) devem estar disponíveis, acessíveis e a baixo custo[87] . Existe, portanto, uma grande necessidade de recomendações consistentes baseadas em evidências e uma maior importância para a implementação de um acesso sustentável a antídotos em hospitais e farmácias nos Camarões, de modo a cumprir o relatório regional da OMS de 1998, que afirma que: um medicamento (antídoto) é acessível se o ponto de compra do medicamento (antídoto) estiver a uma distância máxima de 1 hora a pé, num sentido único, para o cidadão que se encontra mais longe do ponto de dispensa (público ou privado) numa determinada e bem definida área de saúde .[86]

Foi ainda revelado pela maioria dos profissionais de saúde que participaram no estudo que 57 (87%) recomendariam a uma vítima de veneno que se dirigisse ao hospital mais próximo para receber os cuidados de saúde adequados, o que também mostra como os conhecimentos e a perceção dos participantes eram básicos no que diz respeito à utilização de um PCC na gestão de venenos. No entanto, os 57 (87%) dos profissionais de saúde que recomendaram o hospital como primeira escolha após a exposição, fizeram-no devido aos serviços de cuidados de saúde que acreditam que o hospital pode prestar. Por outro lado, os hospitais em que o estudo foi realizado não dispõem de procedimentos ou diretrizes estabelecidos para o tratamento de intoxicações, o que faz com que o hospital que os participantes recomendam como primeira escolha em caso de exposição a um veneno seja um local deficiente para o tratamento adequado do veneno. Estes valores são semelhantes aos de um estudo realizado no Quénia com 60 participantes; 88% dos participantes solicitaram mais formação sobre questões relacionadas com o envenenamento e a gestão de venenos devido à limitação das diretrizes em matéria de venenos nos hospitais[81] . Todos os profissionais de saúde que participaram no estudo recomendam a implementação de reformas e políticas para uma gestão adequada dos venenos no hospital.

Através da pergunta que foi feita para elucidar quantos casos de vítimas de envenenamento teriam encaminhado para um Centro de Controlo de Intoxicações se este existisse. Verifica-se que 76% dos profissionais de saúde confirmam que teriam consultado um centro de controlo de envenenamentos, se este existisse, no tratamento de 3/4 (74%) (ver figura 10) das suas suspeitas de vítimas de envenenamento. Esta afirmação é muito semelhante à publicada pelo relatório anual de 13th da AAPCC[6] e a um relatório apresentado por um grupo independente, o grupo Lewis, em 2012[8] , que refere que 80% dos casos de intoxicação não precisam realmente de ir ao hospital, uma vez que podem ser facilmente tratados por telefone em casa[7] . O pedido para melhorar as políticas de gestão do envenenamento nos Camarões é um apelo urgente tanto para a população em geral como para os profissionais de saúde em geral. Esta afirmação é semelhante a um estudo sobre: conhecimentos, atitudes e práticas dos enfermeiros sobre a gestão inicial do envenenamento agudo em adultos acidentados no Quénia, que revelou que a maioria dos participantes 60 (88.2%) indicou que necessitava de mais formação sobre os vários tipos de envenenamento e técnicas de gestão de envenenamento, tais como: avaliação, utilização de nomogramas, utilização de fluxogramas para facilitar a identificação, apresentações clínicas e técnicas de gestão em descontaminação do trato gastrointestinal e gestão de antídotos[80][81] . No mesmo estudo, foi lançado um apelo para que fossem ministrados mais cursos de reciclagem aos profissionais que já tinham beneficiado de formação em gestão de envenenamento .[84]

Depois de analisar todos os questionários preenchidos pelos 66 profissionais de saúde, foram necessárias mais avaliações para retratar o conhecimento limitado dos profissionais de saúde sobre questões relacionadas com o envenenamento nos dois hospitais selecionados em termos de benefícios para a saúde pública; como visitas hospitalares desnecessárias, aumento do tempo de permanência no hospital, perda de dias de trabalho e aumento das despesas de saúde por vítimas de envenenamento. Para demonstrar isso, o investigador conduziu uma revisão de registros de 2 anos (2014 a 2015) de todos os pacientes vivos que visitaram a UE e PU do hospital distrital de Laquintinie e Bonassama em Douala para realmente saber se os profissionais de saúde estão faltando em conhecimento porque não existe nenhum caso de veneno ou que não há prevalência de veneno existente em Douala ou Camarões como um todo. Avaliar a possibilidade da existência de uma prevalência de envenenamento no LHD e no BDH de Douala; foram analisados 23182 processos e foi estabelecido um perfil tóxico-demográfico para espelhar a imagem do envenenamento dos dois hospitais devido à limitada referência nacional ao estudo; tal como a prevalência de envenenamento nos Camarões, a proporção do rácio de género no envenenamento nos Camarões, as diretrizes de gestão do envenenamento, etc., tornando este estudo o primeiro do género nos Camarões.

No entanto, documentámos que 1 pessoa em cada 100 é vítima de veneno, com base na prevalência dos 245 (1%) casos de 'Suspeita' de veneno que visitaram o hospital de Laquintinie e o hospital distrital de Bonassama. Uma prevalência de 10 (4%) foi observada nos casos de morte registados, estes 4% foram avaliados a partir dos 245 casos de suspeitas de vítimas de veneno que visitaram os hospitais em 2014 a 2015, deve ser lembrado que todos os casos de morte registados foram vítimas que foram apressadas para o hospital como resultado de intoxicação ou envenenamento e morreram durante o processo de admissão no hospital, isto em certa medida é o impacto ou a consequência da falta de conhecimento dos profissionais de saúde sobre a gestão de venenos. Esta prevalência de 4% de morte por envenenamento foi uma resposta afirmativa à necessidade urgente de implementar políticas de gestão de venenos. Observámos também, a partir dos ficheiros dos pacientes, que de todos os 245 casos de envenenamento ou intoxicação que visitaram os hospitais, todos estes casos poderiam ter superado as suas dificuldades de exposição tóxica ainda em casa, a razão é que os hospitais não têm diretrizes sobre gestão de venenos para ajudar as vítimas e a opção de tratamento fornecida pelas unidades eram técnicas de observação e, se melhor, os pacientes recebiam alta.

Apesar desta falta de orientações adequadas para a gestão de venenos, o hospital dispunha de dois métodos sintomáticos comuns utilizados na resolução de casos complicados de intoxicação, que eram: lavagem gástrica e terapia de substituição de electrólitos. Ficou claro que a falta de conhecimentos sobre a gestão de intoxicações por parte dos profissionais de saúde não se deve à ausência de casos de intoxicação, mas sim à ausência de políticas adequadas de gestão de intoxicações nos Camarões, a programas institucionais superiores deficientes para a formação de profissionais de saúde (programas de formação médica e de enfermagem) e à ausência de protocolos de intoxicação limitados ou inexistentes nos hospitais.

No entanto, uma vez que não tínhamos conhecimento de quaisquer outros estudos que avaliassem ou tentassem elucidar as caraterísticas sócio-demográficas e tóxico-demográficas do envenenamento nos Camarões, era outra fase que precisávamos de analisar. Mas considerando que nenhum estudo retratando quaisquer dados sobre tal caraterística, tivemos que confiar mais em nossa descoberta para trazer essas caraterísticas em Douala-Camarões, deve ser lembrado que dos 245 casos de envenenamento que foram classificados a partir do registro ao nível das unidades de emergência e pediátrica dos dois hospitais envolvidos no estudo, (128) 52% do número total de casos de veneno registrados em 2014 a 2015 eram do sexo masculino e (117) 48% eram do sexo feminino. Esta elevada percentagem de casos registados no sexo masculino deve-se à elevada incidência de envenenamento involuntário em crianças do sexo masculino, que pode resultar da sua curiosidade durante a infância, o que é semelhante a um estudo realizado na África do Sul que mostra que mais homens foram vítimas de envenenamento involuntário[34] e que as crianças com menos de 10 anos representam até 80% de todas as vítimas de envenenamento[33] . Outro estudo retrata que mais crianças do sexo masculino do que do sexo feminino são vítimas de envenenamento[46] Embora a mortalidade por envenenamento agudo seja alegadamente baixa, é geralmente elevada em doentes que são vítimas de suicídio[59][79] . Os nossos dados revelaram que, de todos os 245 casos de envenenamento, 80% destes casos não necessitam efetivamente de ir ao hospital para obter serviços médicos. Este resultado é semelhante ao de um estudo realizado pela Associação Americana de Centros de Controlo de Intoxicações (APCC)[5] ; o estudo mostrou que 80 a 85% dos casos de intoxicação não intencional não precisam realmente de ir ao hospital para receber cuidados médicos após a exposição a um veneno. A razão apresentada foi que, nos estados onde existe um centro de controlo de venenos, a maioria dos casos de envenenamento pode ser facilmente tratada em segurança pelo telefone .[5][7]

Revelando mais sobre o perfil tóxico-demográfico do envenenamento, com base nas substâncias comumente usadas pelas vítimas dos arquivos revisados, as principais substâncias usadas no envenenamento por vítimas de envenenamento de 2014 a 2015 são: hipoclorito de sódio 38 (41%), produtos farmacêuticos 30 (32%), drogas de abuso como álcool, heme indiano (banga) 14 (15%) e pesticida 7 (8%) foram as principais substâncias usadas pela maioria das vítimas de envenenamento deliberado ou envenenamento voluntário, respetivamente. Quanto à intoxicação involuntária, substâncias como o hipoclorito de sódio 39 (39%), picadas e mordeduras 21 (40%), hidrocarbonetos 19 (19%), insecticidas 19 (19%) e produtos fitossanitários como a medicina tradicional... 10 (10%), como se pode ver no quadro 27 e na figura 7. A razão por detrás da utilização destes grupos de produtos químicos/substâncias pode ser simplesmente o facto de estarem facilmente disponíveis e acessíveis nas nossas casas e no mercado camaronês, o que deve ser investigado nos Camarões para melhor esclarecimento. Um estudo relacionado com a razão pela qual estes produtos químicos/substâncias são frequentemente utilizados para intoxicação foi efectuado nos EUA. O estudo mostrou que os produtos ou substâncias acima referidos têm uma utilização benéfica para o homem há muito comprovada, mas que a criação de programas de qualidade para combater a sua acessibilidade e eliminação é uma questão de consentimento[15] . Um exemplo típico de como limitar o acesso às drogas ilícitas ou às drogas de abuso é o programa de iniciativa "Drug take back", implementado pelo Office of National Drug Control Policy na América[44][48][49] . O resultado deste programa é a redução da maioria dos produtos farmacêuticos não utilizados que são normalmente armazenados nas caixas de primeiros socorros das casas .[50]

Além disso, a presença de incidência de envenenamento[4] em qualquer estado ou país é um apelo aos decisores políticos para que criem instrumentos que possam ajudar na gestão adequada do envenenamento, o que, na maioria dos casos, tem sido ideal com a criação de um centro de controlo de venenos. Convém recordar que a criação destes centros está em conformidade com o pedido da Organização Mundial de Saúde para que cada Estado-Membro ou país assegure uma gestão adequada das intoxicações[4] , uma vez que os países que utilizaram um centro de controlo de intoxicações como instrumento de gestão das intoxicações apresentaram sempre resultados benéficos em termos financeiros e de saúde pública, devido ao papel influente que desempenham no sistema de saúde.

A partir dos nossos resultados neste estudo, foi revelada uma prevalência que mostra a necessidade de um PCC nos Camarões, o que está de acordo com a recomendação da diretriz da OMS sobre a gestão de venenos[3] . Esta diretriz vai muito longe para mostrar como um centro de controlo de venenos pode ser útil, especialmente na função de alertar os decisores políticos sobre a emergência para acções imediatas sobre surtos de doenças, catástrofes ou exposição a produtos químicos. Por outro lado, confirmando a existência de prevalência de envenenamento no nosso estudo e também confirmando o pedido de uma educação contínua sobre envenenamento e gestão de envenenamento por parte dos profissionais de saúde, a necessidade de uma formação contínua para os profissionais de gestão de envenenamento continua a ser uma prioridade para a OMS[3] , são mais razões para que cada Estado membro seja chamado a respeitar e a implementar o parecer da OMS sobre a criação de um PCC.

Além disso, a falta de conhecimentos dos profissionais de saúde sobre o envenenamento mostra que a maioria das vítimas de envenenamento acompanhadas nos nossos hospitais se vê diariamente confrontada com o dilema de saber qual será o seu resultado em termos de saúde, uma vez que a maioria, se não todos, os casos de vítimas de envenenamento que chegam ao hospital dificilmente podem ser certificados como vítimas de envenenamento; neste estudo, é de notar que, apesar de todos os casos de envenenamento retirados do registo terem sido registados como vítimas de envenenamento, tivemos de os classificar como casos suspeitos de envenenamento. Isto deveu-se ao facto de os hospitais não terem utilizado nenhum parâmetro de confirmação para certificar totalmente que todas as vítimas eram realmente vítimas de envenenamento. Uma certificação global de um caso de envenenamento, de acordo com vários estudos, poderia ser conseguida através da utilização de: nomogramas (figuras 2 e 3), pontuação de gravidade do envenenamento (anexo 8) e ou exames laboratoriais essenciais (valores de aniões e de Osmol)[1][24], bem como elementos fisiológicos como Na+, Cl^-, HCO_3^-, azoto ureico no sangue (BUN) são também elementos essenciais para um diagnóstico rápido de envenenamento[1][20] e para a gestão do envenenamento. A análise destes elementos fisiológicos pode ser possível através da utilização de valores de Anion Gap para determinar a presença de qualquer acidose metabólica; calculando a diferença entre a concentração sérica de iões Na e a soma das concentrações séricas de iões Cl^- e HCO_3^- com base no valor normal de <12 substâncias comuns que podem resultar em valores elevados de Anion Gap podem ser simplificadas com o acrónimo: "DUMPIST ALE; D-Cetoacidose diabética, U-Uraemia, M-Metanol, P-Paraldeído, I-Iron, Isoniazida, S-Salicilato, T-Tolueno, A-Álcool (cetoacidose etanólica), L-Ácido lático, E-Etilenoglicol". Ou a utilização do valor do diferencial de osmol, que pode ser utilizado para calcular a diferença numérica entre a osmolaridade sérica medida e a osmolaridade sérica a partir das medições químicas clínicas das concentrações séricas de ião sódio, glicose e azoto ureico no sangue (BUN). A partir destes cálculos, uma concentração plasmática desequilibrada que não é explicada pelas concentrações de Na, glucose ou BUN é uma confirmação clara da presença de certas substâncias venenosas, tais como M- Metanol, Is- Isopropanol, E- Etanol e E- Etilenoglicol, o que resultará numa elevação do valor do osmol gap (valor normal do osmol gap = <10 mOsm) [1] .A utilização de um anião e de valores de osmol gap poderia ser facilmente aplicável nos Camarões, uma vez que os laboratórios nos dois hospitais selecionados poderiam facilmente criar uma plataforma técnica para realizar tal análise, realizando formação interna para o laboratório e para o pessoal das unidades de emergência. Mas a questão da interpretação da análise pode continuar a ser um problema devido à falta de conhecimentos dos profissionais de saúde sobre envenenamento e gestão de envenenamento, uma vez que todos eles não têm formação formal básica sobre gestão e interpretação de envenenamento e/ou intoxicação.

CONCLUSÃO

Os objectivos do estudo foram todos atingidos devido à atitude de colaboração e abertura dos profissionais de saúde que deram o seu consentimento para participar no estudo. Verificou-se que nos dois hospitais, o Hospital Laquintinie de Douala e o Hospital Distrital de Bonassama, não dispunham de diretrizes sobre questões relacionadas com a gestão de venenos e que o nível de conhecimento e perceção dos profissionais de saúde era baixo em relação a questões relacionadas com venenos e gestão de venenos. No entanto, para avaliar melhor o impacto de um centro de controlo de intoxicações nos Camarões, é necessário um estudo a longo prazo e em maior escala, que deve incluir mais regiões e mais hospitais, de modo a permitir e orientar adequadamente os decisores políticos sobre a necessidade de criar um PCC nos Camarões. Por último, tendo em conta a existência de uma prevalência de envenenamento em Douala, que é representativa dos Camarões, é mais claro que os Camarões podem necessitar de políticas fortes em matéria de gestão de envenenamentos, das quais o programa de formação de melhoramento dos profissionais de saúde deve incluir um programa toxicológico mais profissionalizado e a criação de um centro de controlo de envenenamentos, um elemento-chave de tais políticas como instrumento essencial para aumentar os benefícios para a saúde.

Recomendação

Em resultado dos conhecimentos limitados dos profissionais de saúde sobre a gestão de intoxicações e da ausência de diretrizes de gestão de intoxicações nos hospitais, apesar da existência de intoxicações, e tendo em conta o facto de um PCC ser uma necessidade nos Camarões, foram feitas as seguintes recomendações:

- Os administradores dos hospitais devem assegurar uma formação adequada do pessoal que trabalha nas unidades de urgência e de pediatria sobre questões relacionadas com o envenenamento e a gestão dos venenos, propondo fóruns individuais inter-carregáveis sobre os tipos de veneno e de exposição a venenos.
- As instituições envolvidas em programas de formação médica devem atualizar os seus currículos de modo a responder à procura crescente de um mundo inundado de produtos químicos/agentes de exposição natural, formando mais profissionais de saúde na ciência da toxicologia moderna (ciências do veneno).
- Os conselhos institucionais das instituições de ensino superior (universidades) deveriam dar mais ênfase à formação de toxicologistas, farmacêuticos e médicos com uma sólida formação em ciências da toxicologia
- O Ministério da Saúde Pública deve aumentar a disponibilidade e acessibilidade do antídoto na farmácia hospitalar, revendo as políticas de aquisição de medicamentos nos Camarões.
- O Ministério da Saúde Pública deve elaborar políticas para a criação de um centro nacional de controlo de venenos nos Camarões para resolver o problema da ausência de diretrizes de gestão de venenos nos hospitais, reforçando assim as políticas de medicina de emergência nos Camarões.
- O Ministério da Saúde Pública deve criar unidades de aconselhamento nas escolas e nos locais de trabalho, a fim de controlar a tendência para o suicídio ou para a toxicodependência
- Para os adultos em geral: Ler sempre os rótulos ou os nomes dos produtos químicos/drogas. Se não for possível ler, consultar óculos de leitura adequados e procurar sempre aconselhamento psicológico em caso de stress ou depressão.
- Para os pais: Manter sempre os produtos químicos/medicamentos fora do alcance das crianças ou colocá-los em recipientes resistentes às crianças

Referências

1. Toxicologia de Casarett e Doull: The Basic Science of Poisons, 6ª ed., Nova Iorque: Ed. Nova Iorque: McGraw-Hill, 2001, 1109 :1122.
2. Hodgson, E., R. B. Mailman, e J. E. Chambers. Dictionary of Toxicology, 2nd ed. Norwalk, CT: Appleton and Lange, 1994.
3. OMS; Manual de formação para centros de veneno; Materiais de formação para o pessoal de informação sobre venenos; OMS 2013
4. OMS; Programa Internacional de Segurança Química Projeto INTOX-; OMS 2013 acessível em; www.who.int/about/licensing/copyright_form/en/index.html.
5. OMS; Planeamento, aplicação e acompanhamento de um pacote mínimo de saúde para todos; OMS 1994, pg119
6. AAPCC. Sobre a AAPCC. "Associação Americana de Centros de Controlo de Intoxicações: Dotações federais dos centros de veneno cortadas em quase 25 por cento na proposta de resolução contínua do ano fiscal de 2011; Impacto prejudicial à capacidade dos estados de ajudar os cidadãos. Inspirações distintas. AAPCC, 24 de abril de 2012, de http://www.aapcc.org/dnn/AAPCC/AboutAAPCC.
7. Centro de Controlo de Intoxicações de Duke. Criação Oficial do Centro de Controlo de Intoxicações e o Crescimento do Movimento Nacional de Controlo de Intoxicações. Recuperado em 24 de novembro de 2015, de http://digitaldukemed.mc.duke.edu/pcc/creation.html
8. Lewis-group Inc. Relatório final sobre o valor do sistema de centros antivenenos; AAPCC, setembro de 2012
9. Thompson, D., Trammel, H., Robertson, N., & Reigart, J. R. (1983, 27 de janeiro). Evaluation of regional and nonregional poison centers. Centro Nacional de Informação Biotecnológica; de http://www.ncbi.nlm.nih.gov/pubmed
10. Instituto de Medicina. Forjar um sistema de prevenção e controlo de venenos. (2004). Washington, DC: National Academies Press.
11. AAPCC. Relatório sobre o inquérito de 2011 aos centros antivenenos. Preparado pela Association Research, Inc. 2012.
12. Artalejo, L., Crouch, B., Geller, R., Marcus, S., & Schauben, J. (2008, 2 de março). The Value of the Poison Control Center (O Valor do Centro de Controlo de Intoxicações). AAPCC. Recuperado em 24 de janeiro de 2016, de www.aapcc.org
13. Spiller, H., & Griffith, J. The Value and Evolving Role of the U.S. Poison Control Center System 2009. Centro Nacional de Informação Biotecnológica. Recuperado em 24 de janeiro de 2016, de http://www.ncbi.nlm.nih.gov
14. Programas numa era de contenção de custos: A Case Study of Poison Control Centers. Palgrave Macmillan Journals. Recuperado em 24 de abril de 2012, de http://www.palgravejournals.com
15. 7. Declaração de política da Academia Americana de Pediatria. Tratamento de intoxicações em casa. Pediatrics 2003; 112:1182 - 1185.
16. Centros de Controlo e Prevenção de Doenças. Quick Stats: Number of Poisoning Deaths Involving Opiod Analgesics and Other Drugs or Substances - Unitd States, 1999 - 2007. MMWR Morbidity Mortal Wkly Rep. 2010; 59:1026.
17. Gold frank' s Toxicologic Emergencies, Nona Edição, McGraw-Hill Companies, 2010.

18. Dart RC, editor. Medical Toxicology, Third Edition. Philadelphia, Lippincott, Williams & Wilkins, 2004.

19. J.B. Mowry, D.A. Spyker, L.R. Cantilena Jr., J.E. Bailey, M. Ford, Relatório Anual de 2012 do Sistema Nacional de Dados sobre Intoxicações (NPDS) da Associação Americana de Centros de Controlo de Intoxicações: 30.º Relatório Anual, Clin. Tox.51 (2013) 949-1229

20. Sítio Web da AAPCC : http://www.aapcc.org/dnn/NPDSPoisonData/NPDSAnnualReports.aspx(acedido em 05.04.2014).

21. Hodgson, E. (2010) A textbook of modern toxicology. 4.ª edição, John Wiley & Sons Publication, Nova Jersey.

22. Malangu, N. e Ogunbanjo G.A. (2009) A profile of acute poisoning at selected hospitals in South Africa. South African Journal of Epidemiology and Infection, **24**, 14-16.

23. Fernando, R. (2007) Management of Poisoning. 3ª edição, Centro Nacional de Informação sobre Venenos, Hospital Nacional do Sri Lanka, Colombo.

24. Guia educativo da rede de centros antivenenos do Texas, edição de 2003

25. Persson H, Sjoberg G, Haines J, Pronczuk de Garbino J. Poisoning Severity Score: Classificação do envenenamento agudo. J.Toxicology - Clinic B- Household and cleansing agents.

26. Mofenson HC. The American Association of Poison Control Centers (fundada em 1958) Clin Toxicol. 1975;8:77-9. [PubMed]

27. Bronstein AC, Spyker DA, Cantilena LR, Jr, Green J, Rumack BH, Heard SE. Relatório anual de 2006 do Sistema Nacional de Dados sobre Intoxicações (NPDS) da Associação Americana de Centros de Controlo de Intoxicações Clin Toxicol (Phila) 2007;45:815-917. [PubMed]

28. Spiller HA, Shirley BA. Utilização de instalações de cuidados de saúde para exposições a envenenamento em populações urbanas e rurais. Vet Human Toxicol. 1996;38:459. [PubMed]

29. Zaloshnja E, Miller T, Jones P, Litovitz T, Coben J, Steiner C, et al. The potential impact of poison control centers on rural hospitalization rates for poisoning. Paediatric. 2006;118: 2094-100. [PubMed]

30. Miller TR, Lestina DC. Costs of poisoning in the Unitd States and savings from poison control centers: a benefit-cost analysis. Ann Emerg Med. 1997;29:235-45. [PubMed]

31. Bunn TL, Slavova S, Spiller HA, Colvin J, Bathke A, Nicholson VJ. The effect of poison control center consultation on accidental poisoning inpatient hospitalizations with preexisting medical conditions. J Toxicol Environ Health A. 2008;71:283-8. [PubMed]

32. Zaloshnja E, Miller T, Jones P, Litovitz T, Coben J, Steiner C, et al. The impact of poison control centers on poisoning-related visits to EDs-Unitd States, 2003. Am J Emerg Med. 2008;26: 310-5. [PubMed]

33. Vassilev ZP, Marcus SM. The impact of a poison control center on length of hospital stay for patients with poisoning. J Toxicol Environ Health A. 2007;70:107-10. [PubMed]

34. King WD, Palmisano PA. Poison control centers: can their value be measured? South Med J. 1991;84: 722-6. [PubMed]

35. Zech C. Letter to JR Maurer and JH Trestrail from Blue Cross/Blue Shield of Michigan. Poison control centers: is there an antidote for budget cuts?; Audiência perante o Subcomité de Recursos Humanos e Relações Intergovernamentais, Comité de Operações Governamentais, Câmara dos Representantes dos EUA, 103º Congresso, 2ª sessão, 1994; Washington: U.S. Government Printing Office; 1993.

36. Phillips KA, Homan RK, Hiatt PH, Luft HS, Kearney TE, Heard SE, et al. The costs and outcomes of restricting public access to poison control centers: results from a natural experiment. Med Care. 1998;36:271-80. [PubMed]

37. LoVecchio F, Curry SC, Waszolek K, Klemens J, Hovseth K, Glogan D. Public health savings from a regional poison center. J Med Toxicol. 2008;4:221-4. [PubMed]

38. Baeza SH, Haynes JF, Loflin JR, Saenz E, Watts SH, Artelejo L. Patient outcomes in a poison center/EMS collaborative project. Clin Toxicol. 2007;45: 622-3.

39. Institute of Medicine Committee on Poison Prevention and Control, Board on Health Promotion and Disease Prevention. Forging a poison prevention and control system. Washington: National Academies Press; 2004.

40. Projeto de Custos e Utilização dos Cuidados de Saúde. 2005 national inpatient sample. Rockville (MD): Agência de Investigação e Qualidade dos Cuidados de Saúde, Departamento de Saúde e Serviços Humanos (EUA); 2007.

41. Hoffman ED, Klees BS, Curtis CA. Brief summaries of Medicare & Medicaid. Baltimore: Centers for Medicare & Medicaid Services, Department of Health and Human Services (US); 2006. disponível em: URL: http://www.cms.hhs.gov/MedicareProgramRatesStats/downloads/MedicareMedicaidSummaries2006.pdf

42. Blizzard JC, Michels JE, Richardson WH, Reeder CE, Schulz RM, Holstege CP. Costbenefit analysis of a regional poison center. Clin Toxicol (Phila) 2008;46:450-6. [PubMed]

43. Wolkin AF, Patel M, Watson W, Belson M, Rubin C, Schier J, et al. Early detection of illness associated with poisoning of public health significance. Ann Emerg Med. 2006;47:170-6. [PubMed]

44. Rosenson J, Smollin C, Sporer KA, Blanc P, Olson KR. Patterns of ecstasy-associated hyponatremia in California. Ann Emerg Med. 2007;49:164-71. [PubMed]

45. Hughes AA, Bogdan GM, Dart RC. Active surveillance of abused and misused prescription opioids using poison center data: a pilot study and descriptive comparison. Clin Toxicol (Phila) 2007;45:144-51. [PubMed]

46. Brown J, Sutter ME, Algren DA, Ragone SP, Geller RJ. The role of a poison center in identifying and limiting a public health outbreak. Clin Toxicol. 2007;45:622.

47. Malangu N. Poisoning in children from a rural community in South Africa (Envenenamento em crianças de uma comunidade rural na África do Sul). South Afr J Epidemiol Infect 2005; 20(3): 97-102.

48. Reed RP, Conradie FM. A epidemiologia e as caraterísticas clínicas do envenenamento por parafina em crianças africanas das zonas rurais. Ann Trop Paediatr 1997; 17(1): 49-55

49. Glass Meyer ST, et al. Disposal practices for unwanted residential medications in the Unitd States (Práticas de eliminação de medicamentos residenciais não desejados nos Estados Unidos). Environ. Int. 2009. 35:566-572.

50. Gabinete da Política Nacional de Controlo de Drogas. Eliminação correta de medicamentos sujeitos a receita médica. outubro de 2009. RetrievedDec . 2015from : http://www.whitehousedrugpolicy.gov/publications/pdf/prescrip_disposal.pdf

51. Escola de Farmácia Eshelman da UNC-CH. Um defensor da eliminação segura de medicamentos. 2010. Obtido em janeiro de 2016 em: http://pharmacy.unc.edu/news/features/an-advocate- for-safe-medication-disposal

52. Cotter P. Programas de devolução de medicamentos - está planeado um dia nacional. NAA Gazette. Sem data. Obtido em julho de 2010 de: http://www.naag.org/drug-takeback-programs-national- day-planned.php

53. Harmon KJ. O peso dos envenenamentos não intencionais na Carolina do Norte. janeiro de 2009. RetrievedJune2010from : http://www.ncdoi.com/OSFM/Safekids/Documents/OMD/NC UnintentionalPoisonin gData.pdf

54. Série de relatórios de investigação do Instituto Nacional de Abuso de Drogas. Abuso e dependência de medicamentos sujeitos a receita médica. Número de publicação 05-4881. 2005.

55. Instituto Nacional de Abuso de Drogas. Monitoring the future survey, overview of findings, 2007. 2009. Retrieved March 2010from : http://www.drugabuse.gov/newsroom/07/MTF07Overview.html

56. Inquérito sobre comportamentos de risco dos jovens. Resultados do inquérito ao ensino secundário na Carolina do Norte. 2009. Recuperado em novembro de 2015 de: http://www.nchealthyschools.org/data/yrbs

57. Agência de Proteção Ambiental dos EUA. Executive Summary: reducing prescription drug misuse through the use of citizen mail-back program in Maine [Resumo executivo: redução do uso indevido de medicamentos sujeitos a receita médica através da utilização do programa de devolução pelo correio aos cidadãos no Maine]. abril de 2010. Recuperado em janeiro de 2016 de: http://www.epa.gov/aging/RX-report-Exe-Sum

58. Conferência Nacional de Legislaturas Estaduais. Prescription Drug 2009 Enacted State Laws [Leis estaduais promulgadas sobre medicamentos controlados em 2009]. janeiro de 2010. Recuperado em julho de 2010 de: http://www.ncsl.org/Default.aspx?TabId=18909

59. Associação Nacional de Procuradores-Gerais. Programas de devolução de medicamentos - Dia Nacional planeado. 2010. Recuperado em janeiro de 2016 de: http://www.naag.org/drug-takeback-programs-national-day-planned.php

60. H.A. Spiller, B.A. Shirley, Health care facility utilization for poisoning exposures in urban and rural populations, Vet. Hum. Toxicol. 38 (6)(1996) 459.

61. T.E. Kearney, K.R. Olson, L.A. Bero, S.E. Heard, P.D. Blanc, Health care cost effects of public use of a regional poison control center, West. J.Med. 162 (1995) 499-504.

62. T.L. Bunn, S. Slavova, H.A. Spiller, J. Colvin, A. Nicholson, V.J.Bathke, The effect of poison control center consultation on accidental poisoning inpatient hospitalizations with pre-existing medical conditions, J. Toxicol. Environ. Health, Part A 71 (4) (2008) 283-288.

63. C. Chafee-Bahamon, F.H. Lovejoy Jr., Effectiveness of a regional poison center in reducing excess emergency room visits for children's poisonings, Paediatrics 72 (2) (1983) 164-169.

64. D.L. Harrison, J.R. Draugalis, M.K. Slack, P.C. Langley, Cost-effectiveness of regional poison control centers, Arch. Intern. Med.156 (1996) 2601-2608.[9] N.R. Kelly, M.D. Ellis, R.T. Kirkland, S.E. Holmes,

65. C.A. Kozinetz, Effectiveness of a poison center: impact on medical facility visits, Vet. Human Toxicol 39 (1) (1997) 44-48.

66. W.D. King, P.A. Palmisano, Poison control centers: can their value be measured? South Med. J. 84 (6) (1991) 722-726.

67. E. Zaloshnja, T. Miller, P. Jones, T. Litovitz, J. Coben, C. Steiner, M.Sheppard, The impact of poison control centers on poisoning-related visits to EDs - Unitd States, 2003, Am. J. Emerg. Med. 26 (2008)310-315.

68. B.J. Polivka, M. Casavant, S.D. Baker, Factores associados às visitas aos cuidados de saúde de crianças pequenas devido a exposições a envenenamentos não tóxicos, J.Commun. Health 35 (2010) 572578.

69. F. LoVecchio, S.C. Curry, K. Waszolek, J. Klemens, K. Hovseth, D.Glogan, Poison control centers decrease emergency healthcare utilization costs, J. Med. Tox. 4 (4) (2008) 221-224.

70. S.R. Offerman, The clinical management of acetaminophen poisoning a community hospital system: factors associated with hospital length of stay, J. Med. Toxicol. 7 (1) (2011) 4-11.

71. Z.P. Vassilev, S.M. Marcus, The impact of a poison control center on the length of hospital stay for patients with poisoning, J. Toxicol.Environ. Health, Part A 70 (2007) 107-110.

72. V. Lee, J.F. Kerr, G. Braitberg, W.J. Louis, C.J. O'Callaghan, A.G. Frau-man, M.L. Mashford, Impact of a toxicology service on a metropolitan teaching hospital, Emerg. Med. 13 (2001) 37-42.

73. H.A. Spiller, J.B. Mowry, Evaluation of the effect of a public educator on calls and poisonings reported to a regional poison center, Vet.Hum. Toxicol. 46 (4) (2004) 206208.

74. E.P. Krenzelok, R. Mrvos, Initial impact of toll-free access on poison control center call volume, Vet. Hum. Toxicol

75. Greene S.L., Wood, D.M., Gawarammana, I.B., Warren-Gash, C., Drakes, N., Jones, A.L. e Dargan, P.I. (2008) Improvement in the management of acuteely poisoned patients using an electronic database: Auditoria prospetiva e intervenção educativa direcionada. Postgraduate Medical Journal, **84**, 603-608.

76. Senarathna, L., Jon, A., Dhammika D.S., Buckley, N. e Dawson, A. (2008) Personal and professional challenges in the management of deliberate self-poisoning patients in rural Sri Lanka: A qualitative study of rural hospital doc- tors' experiences and perceptions. British Medical Journal of Public Health,

8, 373.

77. Oslon, R.K. Poisoning and drug overdose. 4ª edição, Medical Publishing Division, Nova Iorque, 2004.

78. McAllister, M., Creedy, D., Moyle, W. e Farrugia, C. (2002) As atitudes dos enfermeiros em relação aos clientes que se automutilam. Copyright Open Journal of Nursing 2 (2012) 149-156 Copyright © 2012 Journal of Advanced Nursing, 40, 578-586.

79. Lau, F.L. (2000) Emergency management of poisoning in Hong Kong. Hong Kong Journal of Emergency Medicine, **6**, 288-292.

80. Clegg, T. e Hope K. (1999) The first line of response for people who self-poison: Exploring the options for gut decontamination. Journal of Advanced Nursing, 30, 1360- 1367.

81. Sun, F.K., Long A. e Boore, J. (2007) The attitudes of casualty nurses in Taiwan to patients who have attempted suicide. Journal of Clinical Nursing, **16**, 255-263.

82. Turnbull, G. e Chalde, T. (1997) Effects of education on attitudes to deliberate selfharm. Psychiatric Bulletin, 21, 334-335.

83. Anderson, M. (1997) Nurses' attitude towards suicidal behaviour-A comparative study of Community health nurses and nurses working in an accident and emergency department. Journal of Advanced Nursing, 25, 1283-1291.

84. McCann, T., Clark, E., McConachie, S. e Harvey, I. (2006) Accident and emergency nurses' attitudes towards patients who self-harm. Accident and Emergency Nursing, 14, 4-10

85. McCarthy, L. e Gijbels, H. (2010) An examination of emergency department nurses' attitudes towards deliberates self-harm in an Irish teaching hospital. International Emergency Nursing, 18, 29-35.

86. OMS; District health management-planning, implementing and monitoring a minimum health for all package. OMS 1994

87. MINSANTE: Recueil des textes miustëriel de la santë publique du Cameroun; MINSANTE 2001

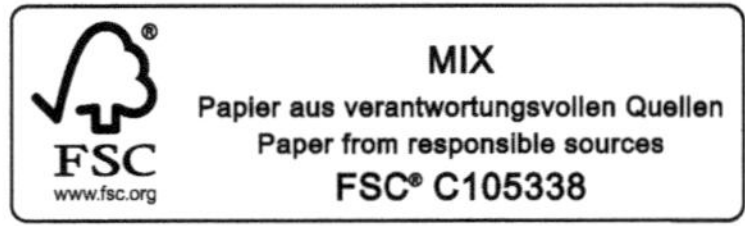

Printed by Books on Demand GmbH, Norderstedt / Germany